365 Brain Fitness
365 브레인 피트니스

박흥석
- 현) 베리브레인 심리센터 부대표
- 연세대학교 보건대학 작업치료학과 박사 수료
- 전) 삼성서울병원 재활의학과 작업치료사
- 전) 더봄 뇌건강 신경심리센터 & 인지재활연구소 작업치료사

안이서
- 현) ㈜더봄 뇌건강 신경심리센터 & 인지재활연구소 대표
  한양사이버대학교대학원 상담 및 임상심리 겸임교수
- 성균관대학교 대학원 인지심리학 박사
- 전) 삼성서울병원, 서울아산병원, 인하대병원, 국민건강보험 일산병원 신경심리사
- 전) 더봄 뇌건강 신경심리센터 & 인지재활연구소 소장

이혜미
- 현) 베리브레인 심리센터 대표
- 아주대학교 대학원 임상심리학 석사
- 전) 삼성서울병원 신경과 임상심리전문가 수련
- 전) 국민건강보험공단 일산병원, 삼성서울병원, 강남세브란스병원 임상심리전문가
- 전) 더봄 뇌건강 신경심리센터 & 인지재활연구소 총괄 대표

매일매일 뇌의 근력을 키우는 치매 예방 문제집

365 Brain Fitness
365 브레인 피트니스

박흥석 · 안이서 · 이혜미 지음

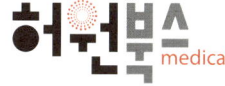

추천사

진료실에서 치매를 걱정하는 환자와 보호자들에게 제가 늘 들려주는 말이 있습니다. 두뇌활동을 많이 하고, 신체 운동을 꾸준히 하며, 사회활동을 유지해 나가라는, 어찌 보면 다분히 상식적인 이야기입니다. 많은 역학 연구를 통해 어느 정도 효능이 입증된 방법이지만, 설명을 마치고 나면 언제나 마음 한구석에 부족함이 자리합니다. 도대체 무엇을 구체적으로 어떻게 하라는 말인지 듣는 이의 입장에서는 답답할 것을 알기 때문입니다.

"사람들이 치매 예방을 위해 집에서 손쉽게 할 수 있는 것은 없을까?" 마땅한 방법이 없어 아쉬워하던 차에 《365 브레인 피트니스》를 접하게 되었습니다. 이 책은 치매 예방과 진행을 막기 위한 인지훈련 학습지, 즉 치매 예방 문제집입니다. 1년 365일 매일 3쪽씩 재미있는 문제를 풀도록 구성되어 있지요. 문제들은 기억력, 언어, 시공간 능력, 전두엽 기능 등 두뇌의 전체 영역을 골고루 사용하도록 다채롭게 만들어져 있습니다.

치매는 누구에게나 찾아올 수 있는 반갑지 않은 손님입니다. 특히 스트레스가 많은 현대사회에서 그 발병 위험은 갈수록 높아지고 있지요. 뇌 운동이 중요한 이유가 바로 여기에 있습니다. 매일 규칙적으로 뭔가를 하며 머리를 쓰는 일은 뇌를 튼튼하게 하는 운동(brain fitness)이 됩니다. 이러한 운

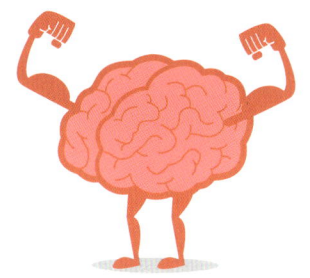

동은 뇌 건강을 유지하는 데 매우 큰 효과를 내지요.

사실 평생교육이라는 마음가짐으로 두뇌 운동을 게을리하지 않는 것이야 말로 뇌 건강을 유지하는 비결 아닌 비결이라 할 수 있을 것입니다. 그런 의미에서 이 책은 치매를 두려워하는 분들에게 매우 유용한 학습지가 될 것으로 생각합니다.

특히 50세 이상 성인 중에서 기억력 저하를 걱정하거나 가벼운 인지장애가 있는 분이라면 이 책을 이용해 보시라고 권하고 싶습니다. 잠시 짬을 내어 매일 문제를 풀어 보는 것만으로도 치매 예방을 위한 좋은 투자가 될 것입니다.

이재홍
서울아산병원 신경과 교수

들어가며

★ 치매란 무엇인가요?

치매란 기억장애를 포함하여 여러 인지기능(언어 능력, 시공간 능력, 전두엽 집행기능)에 장애가 발생하고, 이런 인지장애가 일상생활을 하는 데 지장을 주는 것을 말합니다. 다시 말해 인지장애로 가사생활, 취미생활, 직장생활, 사회생활을 이전처럼 혼자 해낼 수 없고, 다른 사람의 도움이 필요한 상태를 의미합니다.

★ 치매는 어떻게 진행되나요?

치매는 뇌졸중, 감염, 뇌외상 등으로 갑자기 오기도 하지만, 알츠하이머병(Alzheimer's disease)과 같은 경우 대부분 서서히 나타납니다. 그 과정은 보통 '정상 → 주관적 인지장애 → 경도인지장애 → 치매'의 순으로 점진적으로 진행되지요. 현재 자신의 상태가 어느 단계에 이르렀는지 판단하기 위해서는 다음의 세 가지 질문을 해봐야 합니다.

첫째, 기억력 등의 인지장애를 호소하는가?
둘째, 객관적인 인지기능검사(신경심리검사)에서 장애가 나타나는가?
셋째, 일상생활 수행능력에 문제가 있는가?

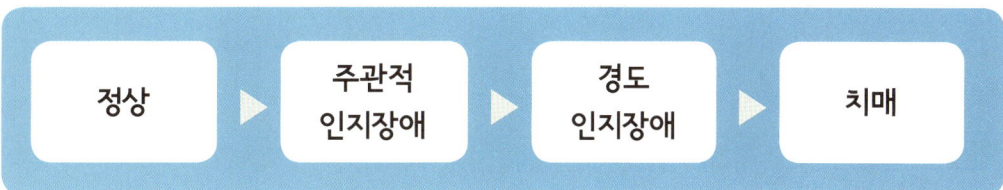

이 세 질문에 따라 각 단계의 상태를 살펴보면, '정상'은 본인이 기억력이나 다른 인지기능의 문제를 주관적으로 호소하지 않고, 객관적인 신경심리검사에서 문제가 나타나지 않으며, 일상생활 수행능력에도 어려움이 없는 상태를 의미합니다.

'주관적 인지장애'는 본인이 기억력이나 다른 인지기능의 문제를 주관적으로 호소하지만, 객관적인 신경심리검사에서는 문제가 나타나지 않고, 일상생활 수행능력도 이전과 같이 잘 유지되는 상태를 말합니다. 정상적인 노화 과정으로 볼 수 있지요.

'경도인지장애'는 치매의 전조 증상을 보이는 단계이기에 주의를 필요로 합니다. 본인 스스로 기억력이나 다른 인지기능에 문제가 있음을 인지하며, 직장 동료나 가까운 보호자처럼 제3자의 눈에도 이상 징후가 감지됩니다. 객관적인 신경심리검사에서도 인지기능의 문제가 발견되나, 일상생활을 하는 데 영향을 미칠 정도는 아니어서 이전과 같은 생활은 유지할 수 있는 상태입니다. 연구마다 조금씩 차이가 있기는 하지만, 65세 이상의 노인 가운데 경도인지장애의 유병률은 약 25%이며, 매년 이들 중 약 10~15%가 치매로 발전하는 것으로 알려져 있습니다. 따라서 경도인지장애 단계라고 해서 안심할 것이 아니라, 치매 예방을 위한 치료 및 보호자의 지속적인 관심이 필요합니다.

'치매'는 본인은 물론이고, 보호자가 보더라도 기억력이나 다른 인지기능의 문제가 뚜렷이 인식되고, 객관적인 신경심리검사에서도 인지장애가 여러 영역에 걸쳐 관찰되며, 이러한 인지장애로 인해 혼자서 일상생활을 수행할 수 없는 상태를 의미합니다.

★ 치매의 원인과 종류는 무엇인가요?

많은 사람이 '치매'를 '병명'으로 알고 있습니다. 하지만 '치매'는 위에서 설명한 것처럼 인지기능에 심각한 장애가 발생하고, 이로 인해 혼자 일상생활을 할 수 없는 '상태'를 의미하는 용어입니다. 이런 '치매' 상태를 발생시키는 질환은 매우 다양합니다. 여러 연구를 통해 지금까지 발견된 질환의 수만 약 50여 종에 이르지요. 우리가 익히 잘 알고 있는 '알츠하이머병' 또한 치매를 일으키는 원인 중 하나입니다. 이처럼 원인이 되는 병이 다양하다 보니, 환자마다 치매로의 진행 양상이 제각각이고, 치료 방법도 달라집니다. 원인 질환에 따라 상태가 계속해서 나빠지고 이전 모습으로 되돌아가지 않는 퇴행성 치매가 있는가 하면, 재활이나 약물을 통해 치료가 가능한 치매도 있습니다.

아래에 치매를 일으키는 다양한 원인 질환 가운데 대표적인 질환 몇 가지를 소개합니다.

• 알츠하이머병 (Alzheimer's disease)

알츠하이머병은 퇴행성 치매의 대표적인 질환입니다. 치매의 절반 이상이 알츠하이머병으로 인해 나타나지요. 이 병에 걸리면 뇌에 아밀로이드(amyloid)라는 이상 단백질이 생겨나고 쌓이면서 정상 뇌세포가 손상됩니다. 진행은 서서히 이루어지는데, 제일 먼저 기억장애가 발생합니다. 이후 이름 대기 장애, 계산 능력의 저하, 방향감각의 저하가 나타나고, 나중에는 남을 의심하거나 공격적인 행동을 보이는 행동장애가 동반됩니다. 그리고 이러한 증상들이 심해지면서 종국에는 독립적으로 일상생활을 할 수 없게 됩니다.

• 혈관 치매 (Vascular dementia)

혈관 치매는 뇌졸중(뇌출혈, 뇌경색)과 같은 뇌혈관 질환에 의하여 뇌 조직이 손상을 입어 치매가 발생하는 경우를 총칭합니다. 종류가 매우 다양한데, 대표적으로는 뇌로 향하는 큰 혈관들이 반복적으로 막히면서 생기는 다발성 뇌경색 치매(multi-infarct dementia), 한 번의 뇌경색으로 인하여 치매가 생기는 전략적 뇌경색 치매(single strategic infarct dementia), 작은 혈관의 막힘이 반복되어 서서히 치매가 생기는 피질하 혈관 치매(subcortical vascular dementia)가 있습니다.

혈관 치매는 갑자기 발생하는 경우가 많으며, 상당 부분 진행되고 나서야 증상이 인지되는 알츠하이머병과 달리 초기부터 한쪽 신체의 마비 증상, 구음장애, 보행장애, 시야장애 등 신경학적인 증상을 동반하는 경우가 많습니다. 뇌졸중이 발생하였다고 해서 반드시 혈관 치매가 되는 것은 아니며, 뇌졸중 발생 후에 객관적인 신경심리검사에서 인지장애가 관찰되며, 이런 인지기능의 문제로 인해 혼자 일상생활을 하기 어려운 상태일 때 혈관 치매로 진단될 수 있습니다. 뇌졸중이 발생했을 당시에는 인지기능에 문제가 발견되었더라도 시간이 지남에 따라서 호전되는 경우도 있기 때문에, 일정 시간이 지난 후에 자세한 신경심리검사를 통해 인지기능의 문제를 확인해야 합니다.

• 전두측두치매 (Frontotemporal dementia)

전두측두치매는 두뇌의 전두엽에서부터 측두엽까지 위축이 발생하여 이로 인해 인지장애가 생기는 것을 말합니다. 첫 증상은 주로 성격 변화나 이상행동으로 나타나며, 판단력이 떨어지고 감정 조절 및 충동 억제가 잘되지 않아 사람들과의 관계에서 문제가 생기고, 보호자를 곤란하게 하는 경우가 많습니다. 평균 발병 연령은 50-60대로 젊은 편입니다.

★ 뇌의 구조와 역할은 무엇인가요?

아주 오래전 사람들은 인간의 생각과 행동의 원천이 심장이라고 생각했습니다. 그러나 뇌 과학이 발전함에 따라 그것이 심장이 아닌 뇌가 하는 일이라는 것이 밝혀졌지요. 말하고, 기억하고, 판단하는 인간의 모든 행동은 바로 우리 몸무게의 2%밖에 되지 않는 뇌의 활동으로 결정됩니다.

더불어 뇌 과학은 뇌의 구조와 기능 또한 밝혀내었습니다. 인간의 뇌는 상황에 따라서 여러 구조가 동시에 협력하여 기능하기도 하지만, 기본적으로는 각자 서로 다른 기능을 맡으며 분화되어 있습니다. 대표적인 예가 바로 왼쪽 뇌(좌반구)와 오른쪽 뇌(우반구)입니다.

왼쪽 뇌

왼쪽 뇌는 주로 언어와 관련된 기능을 맡고 있습니다. 역사적으로 볼 때 뇌의 인지기능에 대한 연구는 언어에서 시작되었습니다. 따라서 언어기능을 맡는 뇌를 '우세반구'라고 부릅니다. 언어기능이란 사람들과 대화할 때 자신이 하고 싶은 말을 유창하게 표현하고, 상대의 말을 이해하여 상황이나 문장에 맞게 단어를 표현하는 능력을 의미합니다. 학습된 언어를

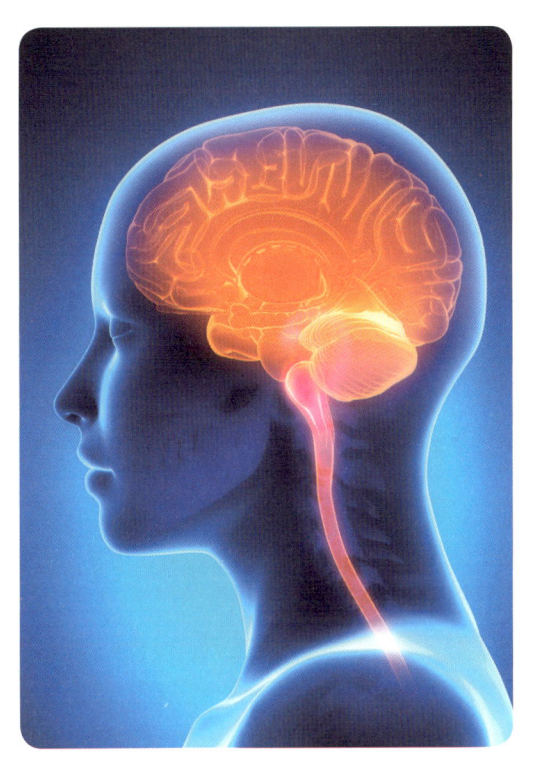

읽고 쓰는 것 또한 포함되지요.

왼쪽 뇌가 하는 일 중 무엇보다 중요한 것은 말이나 글로 이루어진 정보를 듣고 저장한 뒤, 필요할 때 꺼내어 쓸 수 있도록 하는 일입니다. 즉, 왼쪽 뇌는 언어적 정보의 학습과 기억 면에서 핵심적인 역할을 맡고 있습니다.

대부분의 사람은 왼쪽 뇌가 우세반구이며, 오른손잡이 중 96%가 왼쪽 뇌에서 언어기능을 맡고 있습니다. 그렇다면 왼손잡이인 사람은 어떨까요? 많은 사람이 왼손잡이는 오른손잡이와 반대로 오른쪽 뇌에서 언어기능을 맡고 있을 거라고 오해합니다. 그러나 왼손잡이도 70%의 사람들은 왼쪽 뇌에서 언어기능을 맡고 있습니다.

그 밖에도 왼쪽 뇌는 숫자의 계산, 자기 신체의 위치나 이름을 인식하는 일, 도구를 사용하는 방법을 익히고 필요할 때 이를 자연스럽게 사용하도록 하는 일 등 다양한 역할을 맡고 있습니다. 예를 들어 똑같이 젓가락을 보았을 때 우리나라 사람과 서양인의 반응이 어떻게 다를지 한번 떠올려 보세요. 처음 본 젓가락을 어떻게 쓸지 몰라 당황해하는 서양인과 달리, 우리나라 사람은 능숙하게 사용할 수 있을 것입니다. 심지어 젓가락으로 물건을 집는 것을 떠올리기만 해도 뇌가 반응하여 손이 저절로 움직이지요. 그 역할을 왼쪽 뇌가 담당하고 있습니다.

오른쪽 뇌

오른쪽 뇌는 비언어기능을 담당하고 있습니다. 역사적으로 오른쪽 뇌는 비언어기능을 담당하는 '비우세반구'이기 때문에 언어기능을 담당하는 왼쪽 뇌보다 상대적으로 덜 주목을 받았습니다. 그래서 오른쪽 뇌의 기능 연구는 비교적 늦게 이루어졌습니다.

오른쪽 뇌의 기능은 시각적·공간적 정보의 처리와 관계가 있습니다. 사물을 보고 그것이 무엇인지, 또는 사람을 보고 그가 누구인지 알아보는 '무엇what'에 대한 정보처리를 맡고 있지요. 또한 약도나 그림과 같은 2차원 공간에서 사물의 위치를 찾거나, 3차원 공간 내에서 길을 잃지 않고 목적지까지 찾아갈 수 있도록 하는 '어디where'에 대한 정보처리도 담당합니다. 오른쪽 뇌는 이렇게 처리된 시공간 정보를 저장한 뒤에 나중에 필요할 때 꺼내어 쓸 수 있도록 해 줍니다. 시각적 기억 면에서 중요한 역할을 하는 셈이지요. 우리가 갔던 길을 잃어버리지 않고 다음에 다시 찾아갈 수 있는 것도 모두 오른쪽 뇌가 잘 작동한 덕분입니다.

더불어 오른쪽 뇌는 정서나 음악, 미술과 같은 예술적 활동에서도 핵심적인 역할을 합니다.

★ 대뇌는 어떻게 구성되어 있을까?

사람의 뇌는 우리 몸무게의 2% 밖에 차지하지 않지만 심장에서 20%의 혈액을 공급받고 신체가 사용하는 에너지의 25%를 소비하는 부분입니다. 대뇌의 내부 구조를 살펴보면 바깥쪽에 있는 회백질이라는 부분과 안쪽에 있는 백질이라는 부분으로 나눌 수 있습니다. 둘 중에서 바깥쪽에 있는 회백질 부분이 중요한데 이 부분이 바로 인지기능을 담당합니

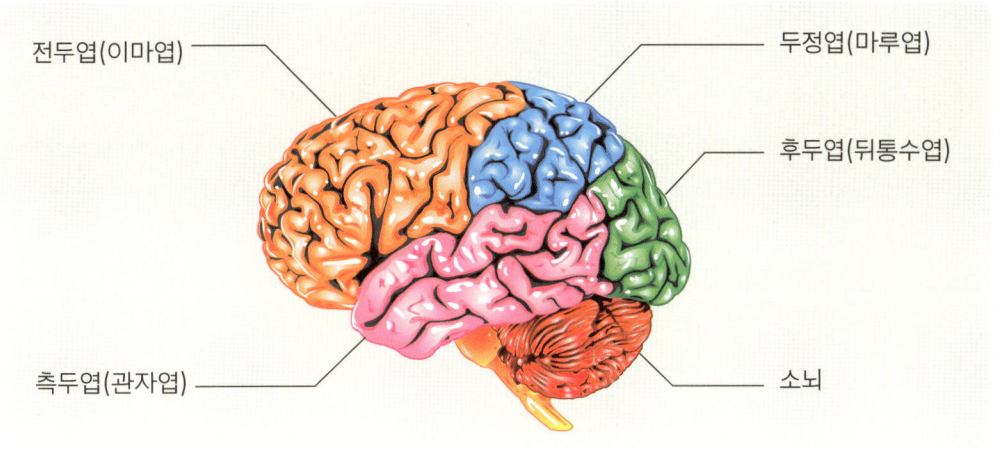

다. 백질은 멀리 떨어져 있는 뇌의 바깥쪽 부분들끼리 정보를 주고 받을 수 있도록 연결해 주는 역할을 합니다. 뇌의 표면이라고 할 수 있는 회백질은 평평한 구조로 되어 있지 않고 구불구불하게 주름져 있어서 더 많은 정보를 효과적으로 처리할 수 있게 만들어져 있습니다. 위쪽으로 올라온 부분은 이랑이라고 부르고 계곡처럼 안쪽으로 들어가 있는 부분을 고랑이라고 부릅니다. 대뇌는 비교적 크게 움푹 들어간 고랑을 따라서 몇 개의 구조물로 나눌 수 있습니다. 가장 앞쪽에 있는 부분을 전두엽(이마엽)이라 부르는데 전두엽은 어떤 목표를 설정하고, 그 목표를 이루기 위해 계획하고, 전략을 짜는 역할을 하고 상황을 판단하고 결정하는 것과 같은 역할을 하게 됩니다. 뇌의 관리자와 같은 역할을 맡고 있다고 할 수 있습니다. 전두엽의 뒤쪽에 있는 부분을 두정엽(마루엽)이라고 부르는데 왼쪽 두정엽은 계산하기, 읽고 쓰기, 도구사용과 관련된 기능, 오른쪽 두정엽은 길찾기 같은 '어디'와 관련된 정보처리를 담당하게 됩니다. 양쪽 귀 옆에 있는 측두엽(관자엽)의 안쪽 깊숙한 곳에 해마라는 중요한 부분이 있는데, 이 부분은 새로운 정보를 학습하고 저장하는 데 핵심적인 역할을 하게 됩니다. 뇌의 가장 뒤쪽에 있는 후두엽(뒤통수엽)은 눈으로 들어온 시각적 정보를 받아서 처리하는 데 중요한 역할을 하게 됩니다.

★ 인지기능과 뇌

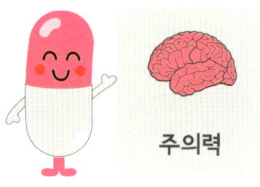

주의력은 모든 인지과제를 수행하는 데 있어 기본이 되는 필수 기능으로, 문제를 푸는 동안 주의가 분산되지 않도록 집중력을 발휘하게 해 줍니다. 특정 영역을 떠나 모든 뇌 영역이 주의력과 관련되어 있다고 볼 수 있습니다.

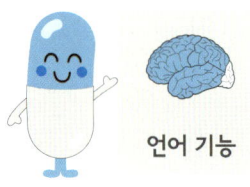

언어기능은 대화할 때 말을 유창하게 하고, 상대의 말을 잘 이해하며, 단어를 적절하게 표현하는 능력을 말합니다. 뿐만 아니라 읽고, 쓰고, 계산하는 능력까지 포함하지요. 주로 왼쪽 뇌의 기능과 관계가 있습니다. 왼쪽 뇌의 전두엽(이마엽)은 말하기, 측두엽(관자엽)은 언어 이해하기, 단어 말하기, 두정엽(마루엽)은 읽기, 쓰기, 계산하기 등을 담당합니다.

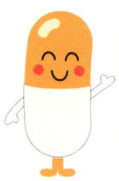 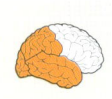

시공간기능은 시각적으로 제시되는 2차원 그림 혹은 물체를 지각하고 인식하는 능력부터, 3차원 공간에서 길을 찾거나 레고 블록을 조립하는 등의 능력을 모두 포함합니다. 주로 오른쪽 뇌의 기능과 관계가 있습니다. 오른쪽 뇌의 측두엽(관자엽)은 물체를 지각하고 인식하는 능력, 두정엽(마루엽)은 공간에서 길을 찾거나 블록을 조립하는 능력을 담당합니다.

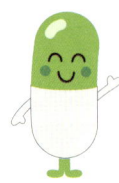 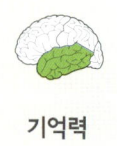

기억력은 새로운 정보를 학습하여 잘 저장해 두었다가 나중에 필요할 때 다시 꺼내어 사용하게 하는 기능입니다. 크게 언어 정보를 기억하는 언어적 기억력과 시각 정보를 기억하는 시각적 기억력으로 나눌 수 있습니다. 주로 해마를 포함하는 양쪽 측두엽(관자엽)이 담당하는데, 왼쪽 측두엽(관자엽)은 언어적 기억력과, 오른쪽 측두엽(관자엽)은 시각적 기억력과 관계가 있습니다.

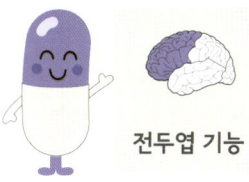

전두엽기능은 다른 말로 집행기능이라고 불려지는데, 세상을 살아가면서 목표를 세우고, 목표에 도달하기 위한 계획을 짜고, 그중에서 가장 좋은 방법을 선택하고, 실제로 실행을 하고, 실행한 방법이 잘 되었는지 평가하는 모든 과정과 관련된 기능입니다. 따라서 뇌의 오른쪽, 왼쪽 전두엽(이마엽)이 모두 관련될 수 있습니다.

★ 신경세포(neuron)는 어떻게 생겼나요?

사람의 신경계는 중추신경계와 말초신경계로 이루어져 있는데, 뇌는 그 중에서도 중추신경계에 속해 있습니다. 그리고 이런 신경계를 구성하는 가장 작은 단위가 바로 '신경세포(neuron)'입니다. 사람의 뇌는 약 1천억 개의 신경세포가 조직적으로 연결된 구조를 띠고 있습니다. 신경세포는 '세포체', '수상돌기', '축삭'이라는 구조물로 이루어져 있으며, 신경세포 간의 연결 부위를 '시냅스'라 부르는데, 각각의 신경세포들이 이를 통해 서로 정보를 주고받을 수 있습니다.

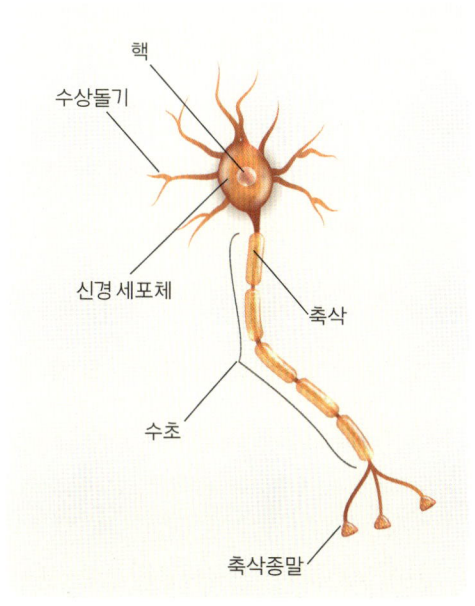

그 과정을 자세히 살펴보면, 우선 자극을 받은 신경세포가 전기신호를 만들어 세포 내에서 전기적 메시지를 전달합니다. 이렇게 만들어진 전기신호는 신경전달물질이라는 화학적 메시지로 바뀌어 다른 신경세포로 전달되지요. 이러한 메시지 전달은 시냅스라는 연결고리가 빽빽하게 많을수록, 또 연결된 신경세포가 손상 없이 튼튼할수록 더 빠르게 전달되어 뇌가 효율적으로 기능하게 됩니다. 반대로 노화나 질병으로 인해 신경세포가 손상되었거나, 시냅스 연결이 끊어졌거나 느슨할수록 뇌 기능이 제대로 작동되지 않고 효율이 떨어집니다.

★ 인지훈련이 중요한 이유는 무엇인가요?

과연 뇌도 훈련을 통해 튼튼해질 수 있을까요? 마치 신체 운동을 하면 몸의 기능이 향상되는 것처럼 말입니다. 이처럼 인지훈련은 인지기능을 향상시키기 위해 지속적인 뇌 운동을 하는 활동을 의미합니다. 기억력, 집중력, 시공간 능력, 언어 능력 및 문제 해결 능력 등 다양한 인지기능을 집중적으로 훈련해 기능을 향상하거나 유지하는 것이지요.

과거에는 인간의 뇌 기능은 나이가 들수록 저하되고, 한 번 저하된 기능은 다시 되돌릴 수 없다는 생각이 지배적이었습니다. 하지만 최근 과학기술과 뇌 연구의 발달로 뇌 가소성(뇌가 변화할 수 있다)에 대한 연구가 활발히 이루어지면서, '뇌는 일생동안 변화하며, 학습과 환경의 변화를 통해 뇌의 변화를 이끌어낼 수 있다'는 증거들이 대거 등장하였습니다. 그리고 이제 뇌는 한 번 안정화되면 변화하지 않는 기관이 아니라, 우리의 노력을 통해 변화시킬 수 있는 기관으로 인식되고 있습니다.

최근 축적된 연구 결과들을 보면, 노년기에서도 뇌 가소성의 잠재력이

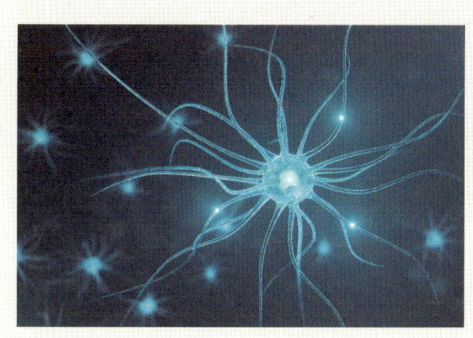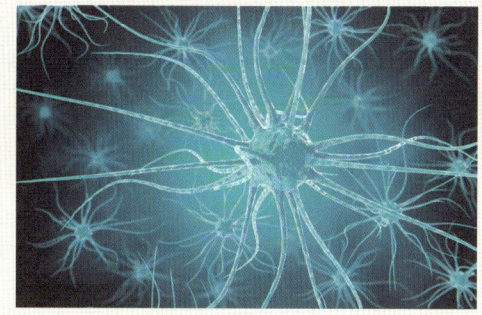

지속적인 인지훈련을 할 때 뇌 속에서 일어날 수 있는 신경망 변화(시냅스 증가)

발견되었으며, '인지훈련이 노년기의 인지기능 저하를 막을 수 있고, 치매의 발병을 늦추는 효과를 보였다'는 보고도 다수 등장합니다. 초기 치매와 경도인지장애 환자를 대상으로 한 연구들 역시 '인지훈련이 저하된 인지기능을 회복시키는 데 효과가 있다'고 밝히고 있으며, 뇌 영상 분석과 같은 최신 기술을 통해 뇌의 직접적인 변화가 입증되기도 했습니다.

이런 맥락에서 기억력, 주의력, 언어 능력 등과 같은 여러 가지 인지훈련 과제를 꾸준히, 그리고 열심히 수행하면 신경세포 간의 연결고리가 튼튼해지고(시냅스의 수가 증가하고), 뇌세포 수가 증가하는 등 뇌에 변화가 일어납니다. 그리고 이러한 변화는 인지기능의 향상으로 이어집니다.

더욱 놀라운 것은 이런 뇌의 변화가 젊은 사람뿐 아니라 노인에게서도 나타난다는 사실입니다. 그렇기 때문에 꾸준하게 인지훈련을 반복한다면 우리 뇌의 시냅스 연결고리를 더욱 튼튼하게 만들 수 있고, 노화로 인해 뇌 기능이 저하되어 치매에 이르는 일 역시 막을 수 있을 것입니다.

★ 치매 예방 문제집 《365 브레인 피트니스》 활용방법

치매 예방 문제집《365 브레인 피트니스》는 뇌의 전반적인 영역을 모두 활용할 수 있도록 인지기능을 향상시킬 수 있는 다양한 문제들로 구성되어 있습니다. 목표는 매일 3쪽씩 꾸준히 문제를 푸는 것으로, 하루는 주의력, 언어기능, 시공간기능, 전두엽기능 중 3개의 인지기능을 훈련할 수 있도록 구성되어 있고, 또 하루는 기억력 훈련이 필수적으로 포함되어 있으며, 주의력, 언어기능, 시공간기능, 전두엽기능 중 1개의 인지기능을 함께 훈련할 수 있게 되어 있습니다.

매일 꾸준히 신체적인 운동을 하면 점차 몸에 근육이 생겨 튼튼해지고 건강을 오래도록 유지할 수 있습니다. 마찬가지로 뇌 운동도 매일 꾸준히 하면 뇌에 근육이 만들어집니다. 인지기능 향상에 도움이 되는 문제들을 푸는 것만으로 뇌 기능을 향상할 수 있다는 말입니다. 365일 동안 꾸준히 브레인 피트니스를 실천함으로써 뇌를 튼튼하게 만들고 뇌 건강을 유지하도록 돕는 것이 이 책의 목적입니다.

누구나 손쉽게 뇌를 단련하자!

치매는 눈에 보이지 않게 서서히 진행되며, 뇌에서 문제가 발생한 지 약 10여 년이 지나서야 겉으로 문제가 드러나는 경우가 많습니다. 그렇다면 어떻게 치매를 막을 수 있을까요? 치매 예방의 가장 좋은 길은 남아 있는 건강한 뇌세포를 잘 관리하는 것입니다. 따라서 일찍부터 브레인 피트니스를 시작하는 것이 좋습니다.

《365 브레인 피트니스》는 치매 예방을 원하는 분이나 현재의 인지기능을 잘 유지하여 건강한 노후를 보내길 원하는 분들을 위해 만들어졌습니다. '요즘 자꾸 깜박깜박하는데 이게 혹시 치매는 아닐까?', '나중에 내가

혹시 치매 환자가 되는 건 아닐까?'라고 걱정만 하고 계시는 분이 있다면 아직 늦지 않았으니 지금 바로 브레인 피트니스를 시작하시면 됩니다.

매일 20분 정도의 시간을 투자하여 정해진 분량의 문제를 풀어 보세요. 물론 시작이 반이라는 말이 있긴 하지만, 치매 예방 문제집《365 브레인 피트니스》의 핵심은 "매일", "꾸준히" 하는 것입니다. 매일 꾸준히 해야만 의미 있는 변화가 일어나기 때문에 하루도 빠짐없이 뇌 운동을 하는 것이 중요합니다. 그러기 위해서는 꾸준한 노력이 필요합니다.

이 책에는 다양한 난이도의 문제가 섞여 있기 때문에 어떤 문제는 너무 쉽게 느껴질 수 있고, 또 어떤 문제는 너무 어렵게 느껴질 수도 있습니다. 다양한 난이도의 문제를 풀어 보는 것이 뇌에 자극이 되고 도움이 되므로, 쉬운 문제는 가벼운 마음으로 풀어 보시고 어려운 문제는 도전하는 마음으로 풀어 보시기 바랍니다. 문제를 다 풀기 전에 성급하게 답안지를 보지 마시고, 최대한 답을 찾고자 노력하여 하루의 분량을 다 마친 후에 답을 확인해 보세요. 정답을 맞히는 것도 좋은 훈련이 되지만 왜 틀렸는지 이유를 확인하고 찾아가는 과정 역시 훌륭한 뇌 훈련이 되기 때문에 틀렸다고 실망하거나 좌절하지 않으셨으면 합니다. 열심히 고민해 보아도 틀린 부분이 이해가 되지 않는다면 가족들(배우자, 자녀, 손주 등) 또는 친구에게 질문하여 꼭 이해하고 넘어가세요. 뇌에 더욱 단단한 근육이 생기게 될 것입니다.

치매 예방 문제집《365 브레인 피트니스》는 한 권당 한 달 동안 풀 수 있는 문제를 담았으며, 총 12권의 책으로 구성될 예정입니다.

부디 이 책을 통해 건강하고 활기찬 노년을 즐기시길 바랍니다.

저자 일동

일러두기 – 꼭 읽어주세요!

1. 《365 브레인 피트니스》는 **한 권당 1개월** 과정입니다.

2. 《365 브레인 피트니스》는 **하루에 3쪽씩** 주의력, 언어기능, 시공간기능, 기억력, 전두엽기능 중 2~3개의 인지기능을 매일 훈련할 수 있는 문제로 만들어졌습니다.

3. 《365 브레인 피트니스》는 **다양한 난이도**의 문제가 섞여 있습니다. 다양한 난이도의 문제를 풀어 보는 것이 뇌에 자극이 되고 도움이 되기 때문입니다.

4. 《365 브레인 피트니스》는 **문제를 다 풀기도 전에 성급하게 답안지를 확인하지 않는 것**을 권합니다. 정답을 맞히는 것도 좋은 훈련이 되지만 왜 틀렸는지 이유를 확인하고 찾아가는 과정 역시 훌륭한 뇌 운동이 될 수 있습니다. 답을 맞히지 못했다고 실망하거나 좌절하지 마시고, 주위 분들에게 질문하여 꼭 이해하고 넘어가세요. 뇌에 더욱 단단한 근육이 생기게 될 것입니다.

5. 《365 브레인 피트니스》는 **"매일", "꾸준히"** 하는 것이 **핵심**입니다. 1년 365일 동안 브레인 피트니스(뇌를 튼튼하게 하는 운동)를 실천함으로써, 건강한 뇌를 유지하는 데 도움을 받으실 수 있을 것입니다.

365 Brain Fitness
365 브레인 피트니스

01

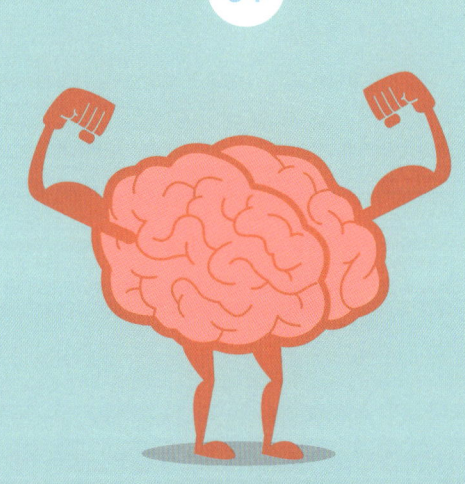

튼튼하고 건강한 뇌를 위해
1년 365일 매일매일 꾸준히 문제를 풀어보세요!

자, 그럼 시작해볼까요?

1일

날짜: _____ 년 ___ 월 ___ 일 ___ 요일 날씨: _____
시작 시각: ___ 시 ___ 분   마친 시각: ___ 시 ___ 분

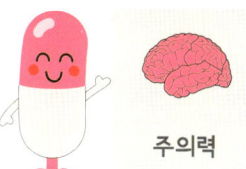
주의력

보기를 참고하여 아래 문제를 풀어 보세요. 다음 표의 숫자들은 규칙적으로 반복되어 적혀있습니다. 빈 칸에 알맞은 숫자를 적어 보세요.

보기 | 1 | 4 | 5 | 2 | 1 | 4 | | 2 | 1 | 4 | | 2 |

1.

| 2 | 9 | 7 | 5 | 2 | | 7 | 5 | | | | | | |

2.

| 3 | 4 | | 7 | 5 | 9 | 3 | | 1 | | | 9 | | |

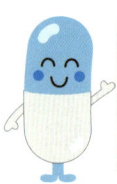 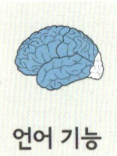 다음 문제를 풀어 보세요.

1. 다음 중 잘못된 표현을 찾아 (   ) 안에 적어 보세요. (   )

    ① 우승 팀을 가리다.

    ② 잘잘못을 따지다.

    ③ 책을 읽다.

    ④ 낯으로 손을 베이다.

2. 다음 문장에 공통으로 들어갈 동사를 빈칸에 적어 보세요.

    • 줄이 _____.

    • 다리가 _____.

    • 식수가 _____.

    • 인연이 _____.

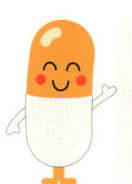 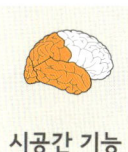

다음 문제를 풀어 보세요.

1. 다음에서 원의 크기가 큰 순서대로 숫자를 빈칸에 적어 보세요.

4				

2. 다음에서 원의 크기가 작은 순서대로 숫자를 빈칸에 적어 보세요.

2일

날짜: _____ 년 _____ 월 _____ 일 _____ 요일   날씨: _____
시작 시각: _____ 시 _____ 분   마친 시각: _____ 시 _____ 분

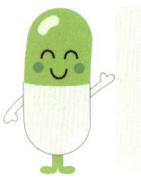 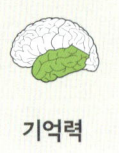
기억력

다음은 휴대전화 문자로 받은 인증번호입니다. 잘 기억해 두세요.

6 1 9 3 7 8

* **아래의 방법을 활용하면 잘 외울 수 있습니다.**

- 여러 번 소리내어 읽으면 암기에 많은 도움이 됩니다.
- 마치 노래처럼 리듬을 타고 읽으면 잘 외워집니다.
- 긴 숫자는 작은 덩어리로 쪼개어 외워 보세요.
- 숫자에 의미를 부여하여 그림이나 이야기로 만들면 더욱 오래도록 기억할 수 있습니다.
- 또한 숫자에 자신과 관련된 정보(생일, 기념일 등)로 의미를 부여하면 오래 기억에 남습니다.

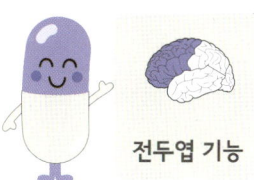

전두엽 기능

다음 보기 와 같이 아래의 바둑판에 두 개의 바둑돌을 그려 보세요. 단, 바둑돌이 겹치지 않도록 다양하게, 가능한 많이 만들어 보세요.

보기

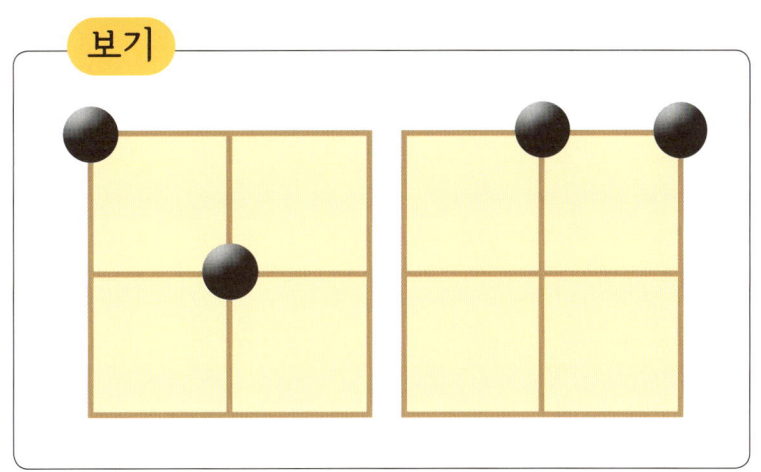

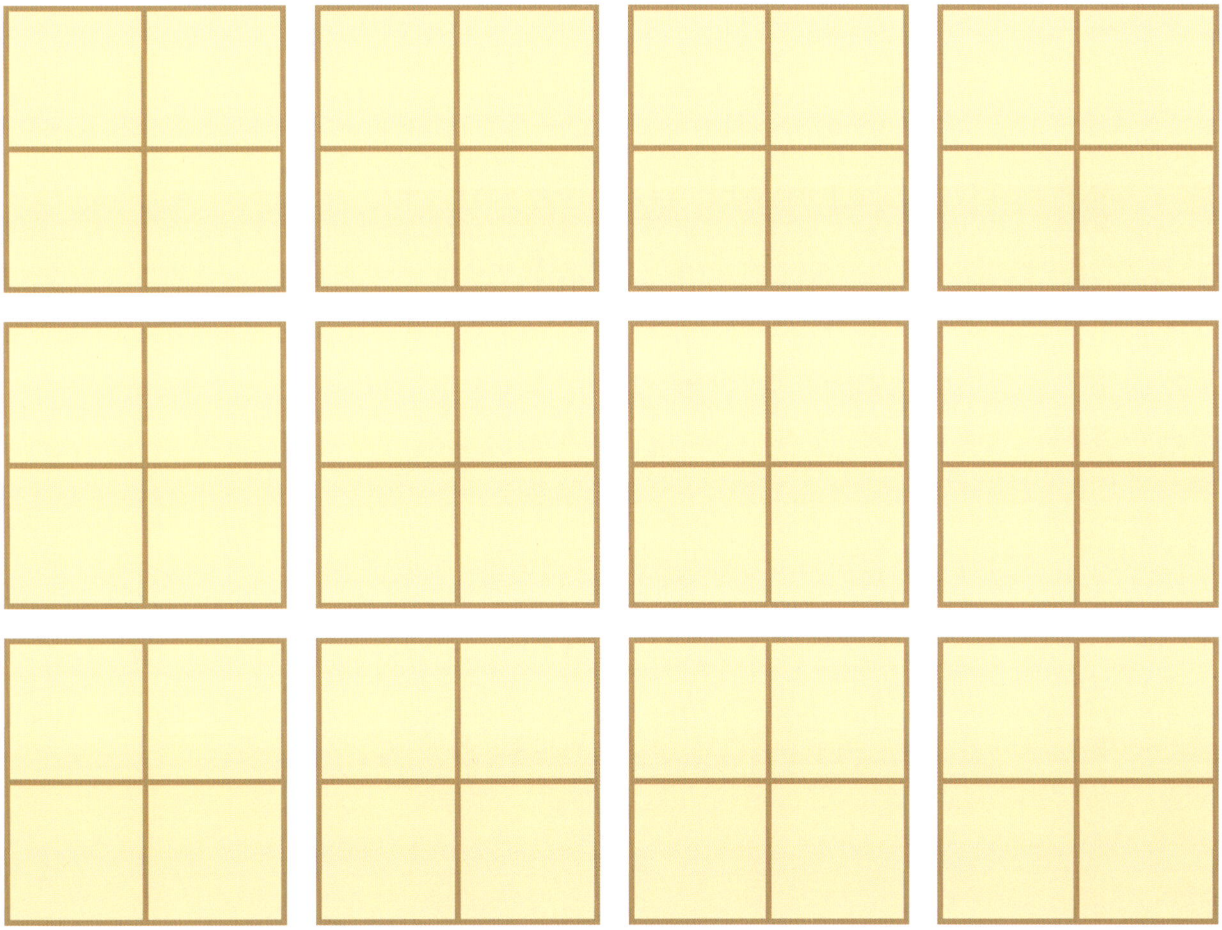

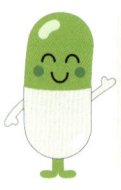 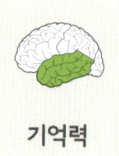

기억력

앞 장(26쪽)에서 외웠던 인증번호를 보지 말고 기억해 내어 적어 보세요.

■ "나"는 어떤 방식으로 외웠는지 모두 표시해 보세요.

☐ 반복해서 읽었어요.

☐ 리듬을 만들어 외웠어요.

☐ 덩어리를 쪼개서 외웠어요.

☐ 숫자로 그림을 그리거나 이야기를 만들어 외웠어요.

☐ 나와 관련된 정보를 이용하여 외웠어요.

3일

날짜: _____ 년 ___ 월 ___ 일 ___ 요일 날씨: _____
시작 시각: ___ 시 ___ 분   마친 시각: ___ 시 ___ 분

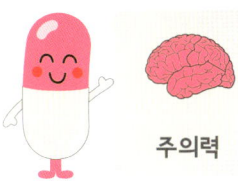
주의력

다음 문제를 풀어 보세요.

1. 다음 상자에서 **T**와 다른 것을 모두 찾아 ○ 표시해 보세요.

```
T T L T T T T T T T T T Y T T T I T
T T T T Y T T T T T L T T T T T I T T
T T T T T T L T T L T T T T T T T T
T T Y T T T T I T T T T T T T I T T Y
T T T T T T T L T T T T T T T T T T
T T T L T I T T T T Y T T T T L T T T
T T T T T T T T T T T T T T L T T I T
T Y T T T Y T T T I T T T T T T L T I
```

2. 다음 상자에서 **O**와 다른 것을 모두 찾아 ○ 표시해 보세요.

```
O O O O O O O O C O O O Q O O G O
O O C Q O O O G O O C O O O O O O
O Q O O O C O O Q O O O G O O O O
C O O Q O O G O C O O O Q O O C O O
Q O O O C O O Q O G G O O C O O O
O O C O G O O O O O O O O O O O Q O
O C O O O O G C Q O O O O C O O Q O
O O O O C O O O O O O O C O O Q O O O
G O O C O O O O O O C O O Q O O O G C
```

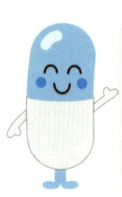 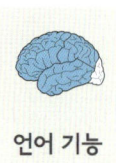 다음 단어들은 모두 봄과 관련된 것입니다. 봄의 풍경과 느낌을 떠올리면서 단어를 완성하여 적어 보세요.

1. 벚ㄲ → 벚꽃

2. ㅎ사 →

3. 입ㅊ →

4. ㄱ나ㄹ →

5. 소ㅍ →

6. ㅈㄷ래 →

7. 나ㅂ →

8. 새ㅆ →

9. ㅂㄴ물 →

10. ㅊ곤ㅈ →

11. 개ㄱㄹ →

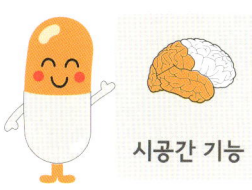

다음 문제를 풀어 보세요.

1. 다음 빈칸에 현재 시각을 적고, 오른쪽 시계에 시침과 분침를 그려 넣어 보세요.

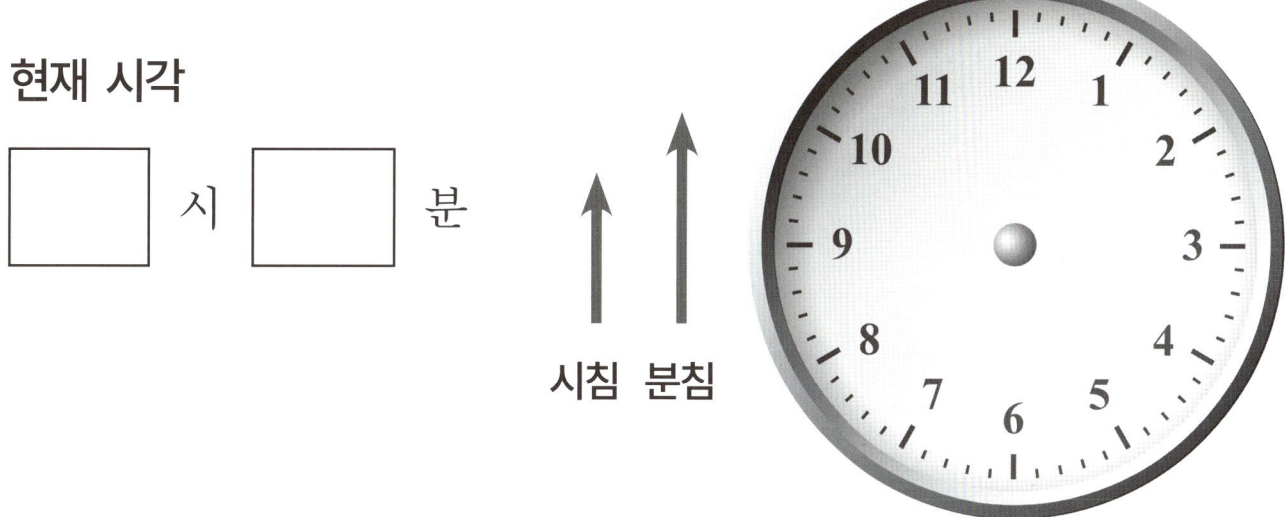

2. 다음 빈칸에 오늘 아침 기상 시각을 적고, 오른쪽 시계에 시침과 분침를 그려 넣어 보세요.

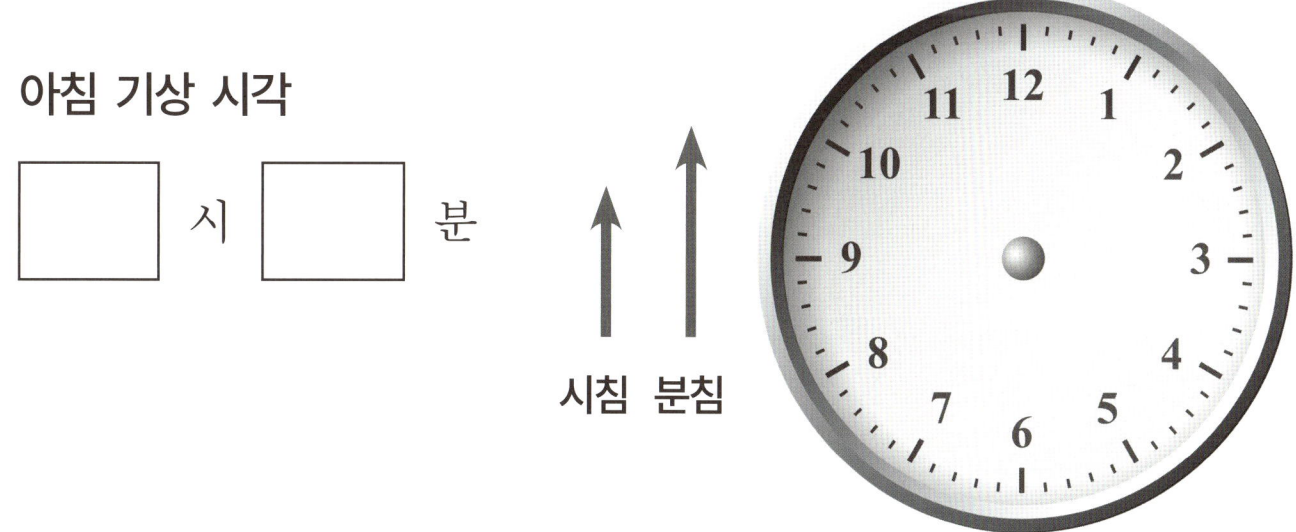

4일

날짜: ___년 ___월 ___일 ___요일 날씨: ___
시작 시각: ___시 ___분   마친 시각: ___시 ___분

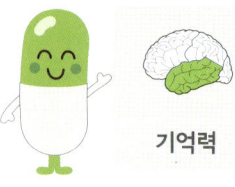
기억력

다음은 바닷가 풍경입니다. 빈칸에 이름을 적어 보세요. 적으면서 이름과 풍경을 잘 기억해 두세요.

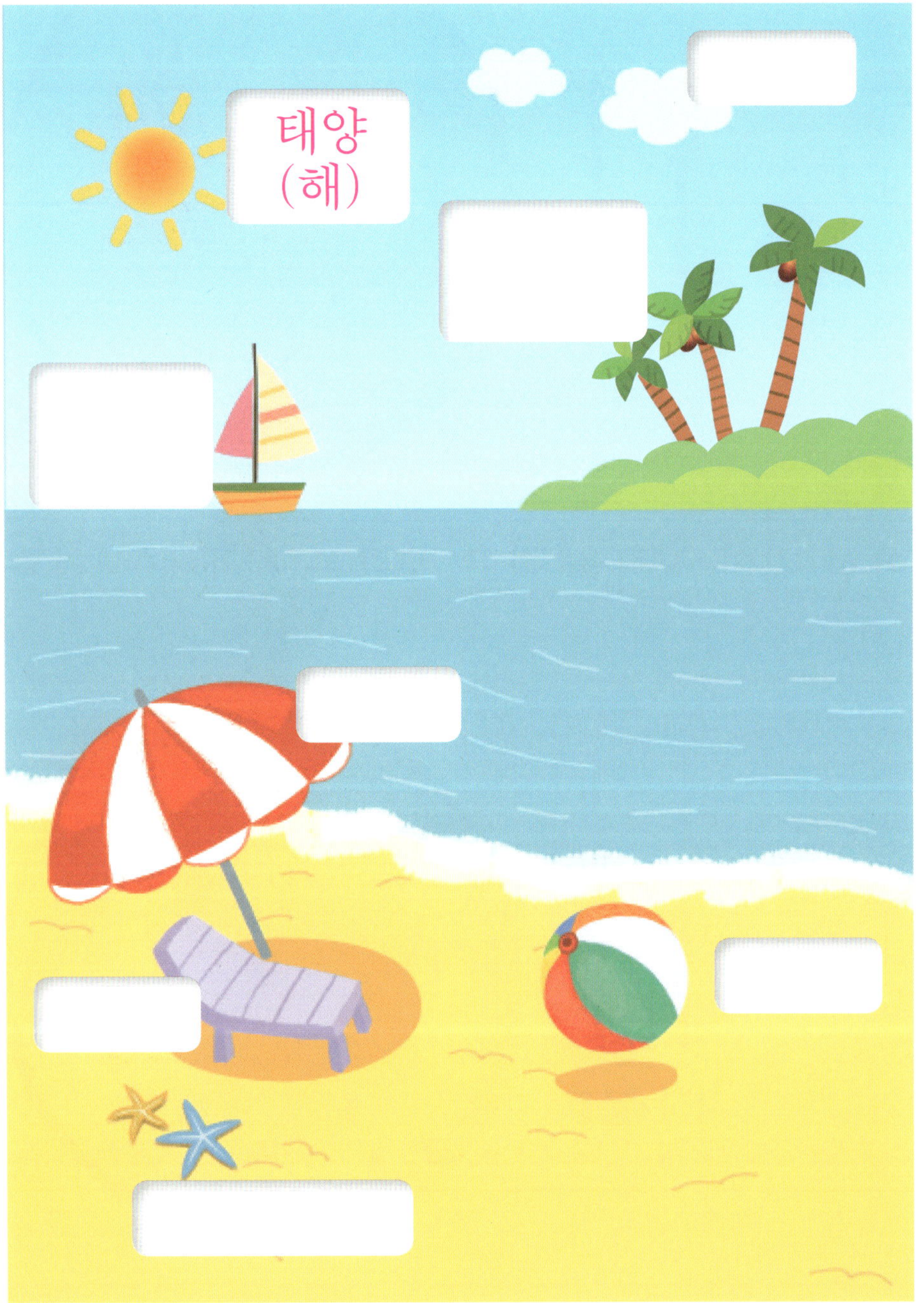

태양(해)

✽ 이름을 다 적은 후 그림 전체를 보면서 외워 보세요. 그리고 눈을 감고 머릿속에 풍경을 떠올리면서 외운다면 더욱 잘 암기할 수 있습니다.

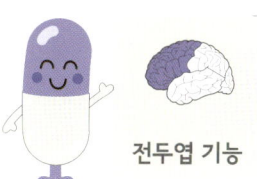

전두엽 기능

다음 보기 의 기호/숫자 의 짝을 잘 보고, 빈칸에 기호와 짝이 되는 숫자를 적어 보세요. 되도록이면 보지 말고 외워서 답을 적으려고 노력해 보세요. 어렵더라도 조금씩 더 노력하면서 적어 보세요.

보기

기호	♥	★	●	▼	■	♦	▲	♣	♠
숫자	1	2	3	4	5	6	7	8	9

→ | ★ | ● | ■ | ▲ | ● | ★ | ● | ♣ | ▼ | ♠ | ♦ | ▼ |
| 2 | 3 | | | | | | | | | | |

●	▼	■	★	■	♦	▼	●	★	♣	♠	▲

■	▲	●	★	♠	▼	♦	♣	●	♦	★	●

♥	★	▼	♦	▲	▼	●	■	♠	♥	♣	♦

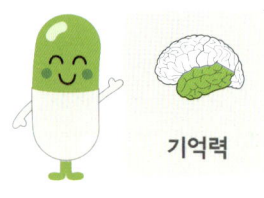

기억력

앞 장(32쪽)에서 본 바닷가 풍경을 떠올려 보세요. 그리고 앞 장 풍경에 있었던 단어에 모두 ○ 표시해 보세요.

파라솔	모래성	구름	파도	불가사리
꽃게	돛단배	태양	튜브	야자수
물안경	수영복	의자	공	선글라스

🟩 다음에서 앞 장 풍경과 다른 부분에 모두 ○ 표시해 보세요.

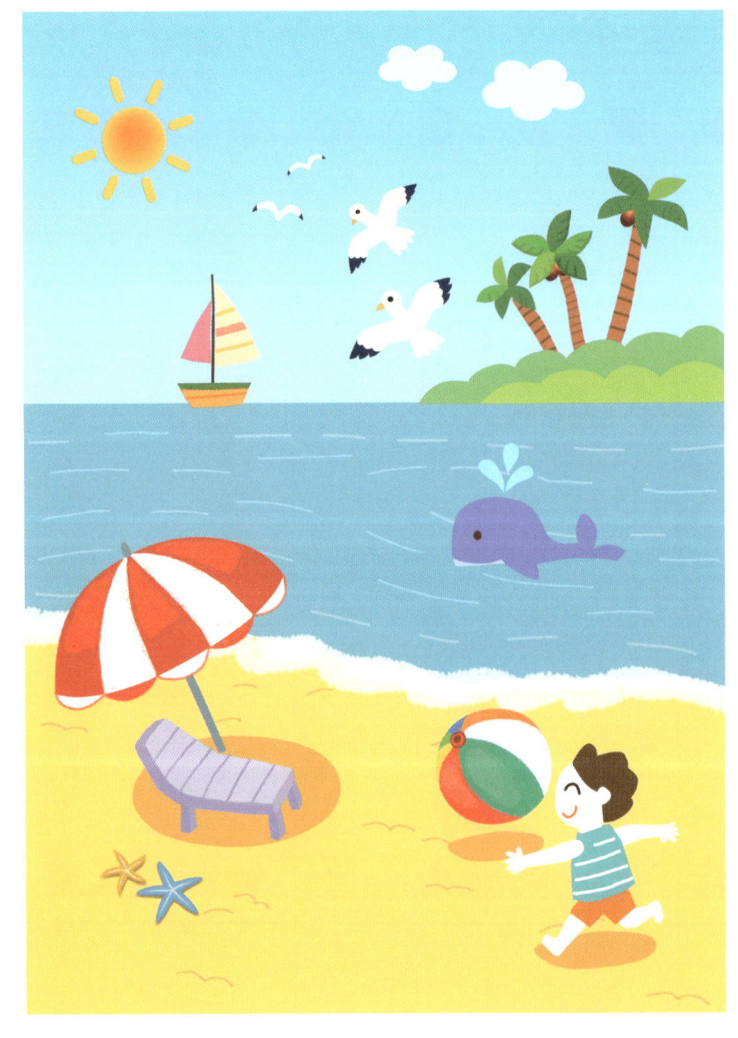

5일

날짜: _____년 _____월 _____일 _____요일 날씨: _____
시작 시각: _____시 _____분   마친 시각: _____시 _____분

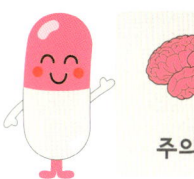
주의력

다음 표에서 색깔과 모양이 같은 도형이 3개씩 연달아 있는 것을 찾아 보기 와 같이 가로 또는 세로로 표시해 보세요.

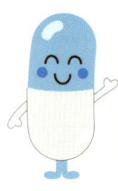 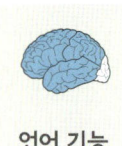 다음 제시된 초성을 보고 이름을 완성해 적어 보세요. 이 물건들은 집에서 사용하는 가구, 가전제품, 부엌용품 등 입니다.

1. ㅅㅌㄱ → 세탁기

2. ㅈㅈㄹㅇㅈ →

3. ㄴㅈㄱ →

4. ㅇㄹㅂㅅ →

5. ㅎㅈㄷ →

6. ㅋㅍㅌ →

7. ㅊㄷ →

8. ㅌㄹㅂㅈ →

9. ㄱㅁㅈㄱ →

10. ㄷㄹㅁ →

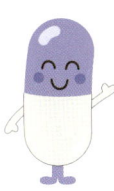 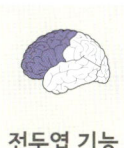 전두엽 기능

다음 그림은 실제 색과 다르게 칠해져 있습니다. 실제 색이 같은 것끼리 짝지어 보세요.

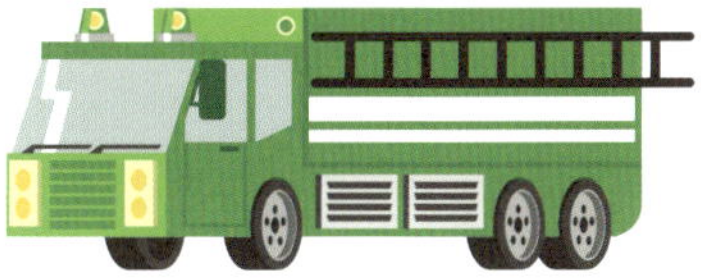

| 소방차 | 바나나 | 먹과 벼루 | 오이 |

| 나무 | 병아리 | 딸기 | 타이어 |

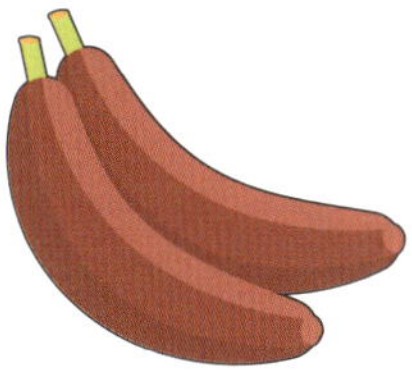

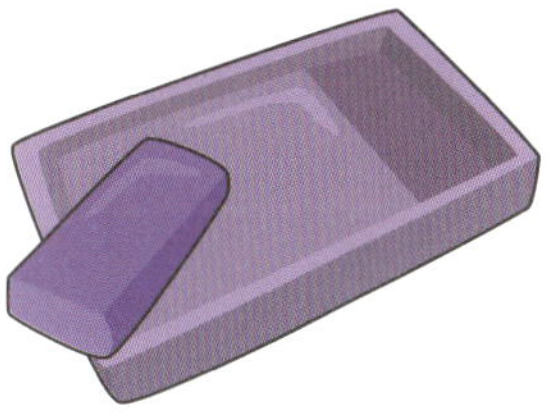

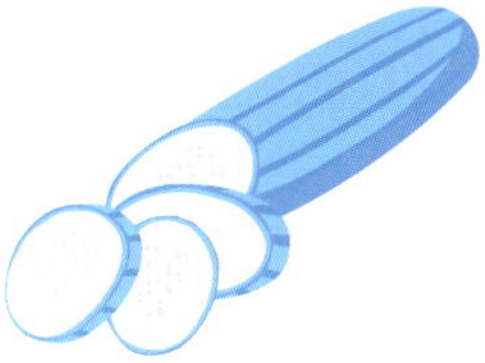

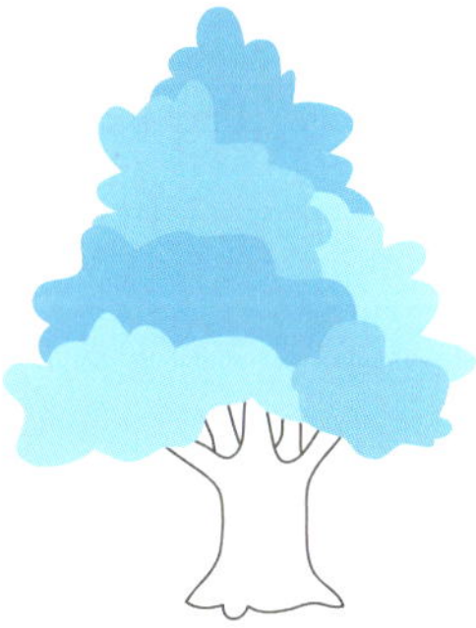

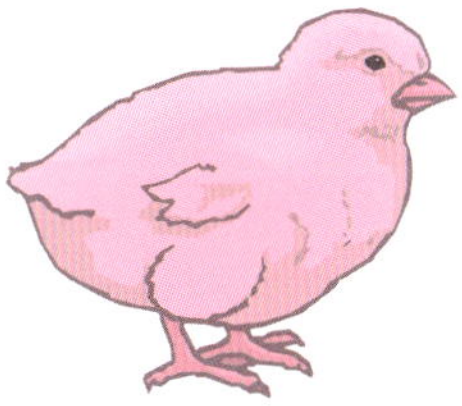

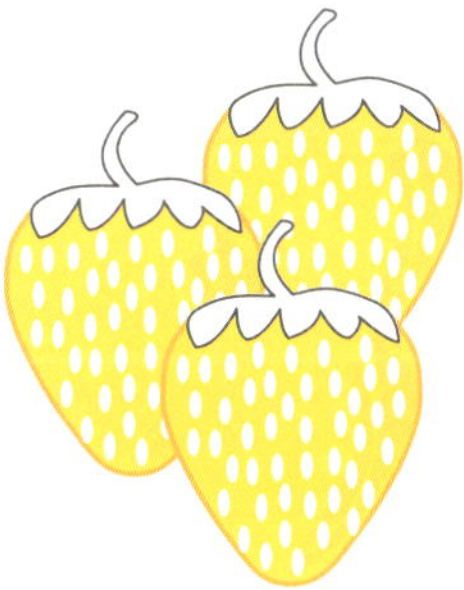

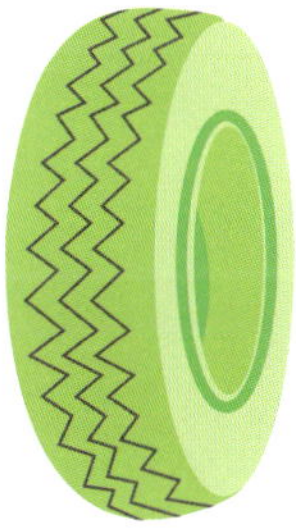

6일

날짜: _____ 년 ___ 월 ___ 일 ___ 요일 날씨: _____
시작 시각: ___ 시 ___ 분   마친 시각: ___ 시 ___ 분

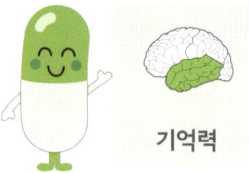

최순이 할머니는 시장에서 살 물건을 메모지에 적어 놓았습니다. 최순이 할머니가 사야 할 것을 큰 소리로 읽고 잘 기억해 두세요.

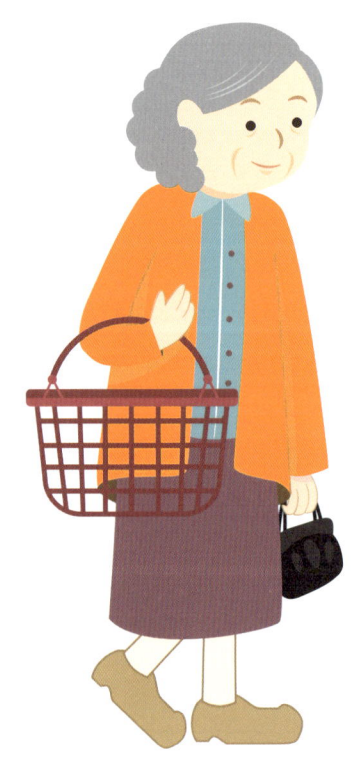

사과
막걸리
수세미
지퍼백
행주
짜장라면
우유

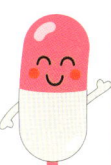
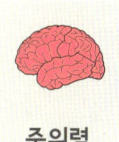

주의력

다음 덧셈, 뺄셈 문제를 풀어 보세요.

1. 7 + 8 =
2. 15 + 6 =
3. 25 + 8 =
4. 18 + 14 =
5. 33 + 19 =
6. 19 − 8 =
7. 12 − 7 =
8. 45 − 12 =
9. 52 − 18 =
10. 25 − 17 =
11. 15 + 13 + 8 =
12. 25 + 19 + 3 =
13. 38 + 5 + 9 =
14. 28 − 3 − 7 =
15. 45 − 14 − 2 =
16. 28 − 11 − 5 =
17. 67 + 45 − 8 =
18. 34 − 18 + 2 =
19. 11 + 73 − 22 =
20. 49 − 13 + 36 =

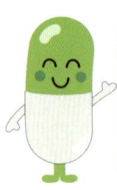 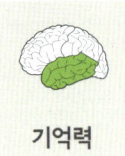
기억력

앞 장(38쪽)의 내용을 다시 한번 떠올리면서 최순이 할머니가 시장에서 사야 할 물건을 생각나는 대로 적어 보세요.

■ 다음 중 최순이 할머니가 사려는 것이 아닌 것은 몇 번인가요?
(　　　)

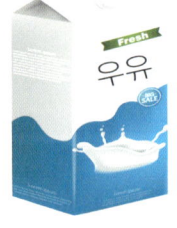　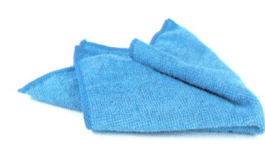　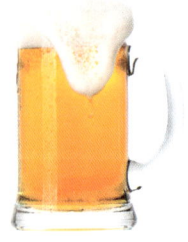　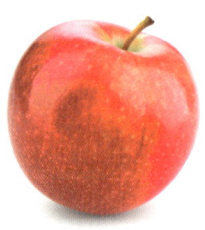

① 우유　② 행주　③ 맥주　④ 사과

7일

날짜: ____년 ____월 ____일 ____요일 날씨: ____
시작 시각: ____시 ____분   마친 시각: ____시 ____분

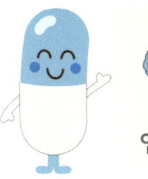 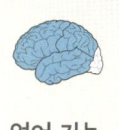
언어 기능

1. 다음 보기 와 같이 초성이 'ㄱㅁ'으로 시작하는 두 글자 단어 10개 이상 적어 보세요.

보기 가명, 건물

2. 다음 보기 와 같이 초성이 'ㅈㅁ'으로 시작하는 두 글자 단어 10개 이상 적어 보세요.

보기 장미, 장마

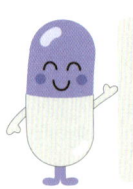 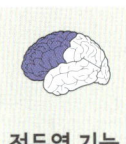 전두엽 기능

다음 ? 에 알맞은 값을 적어 보세요. ★의 무게와 같아지려면 🟩가 몇 개 필요할까요? (   ) 개

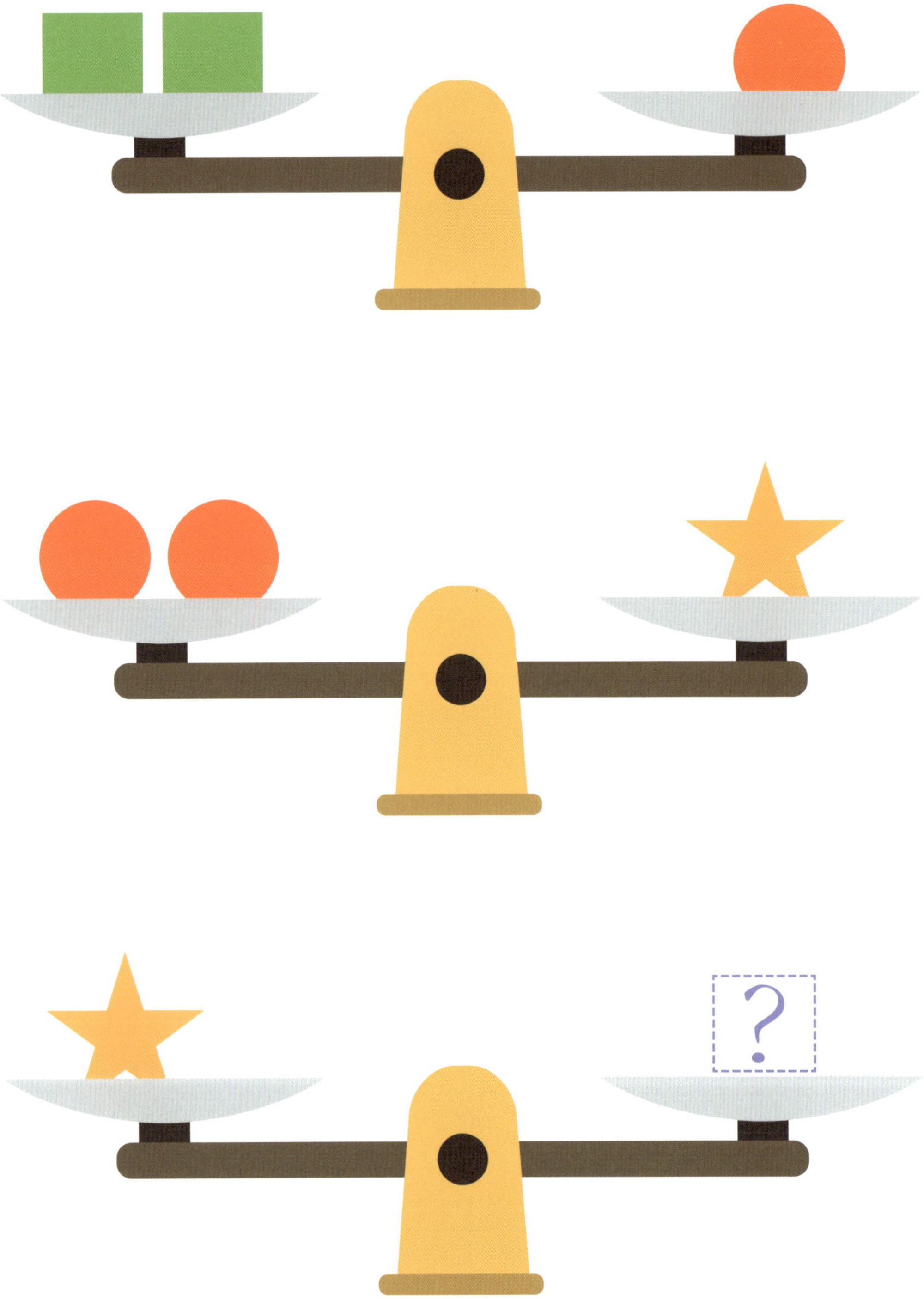

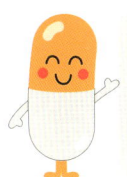 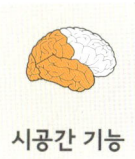

다음에서 왼쪽의 그림을 보고 문제를 풀어 보세요.

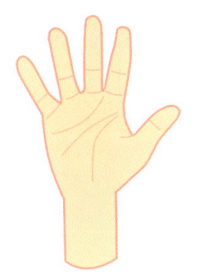

■ 어떤 손인지 (　) 안에 표시해 보세요.
　오른손 (　)　　왼손 (　)

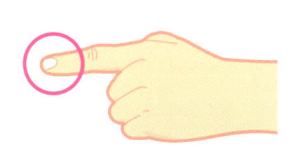

■ 동그라미 친 부분은 어떤 손 몇 번째 손가락인지 (　) 안에 적어 보세요.
　(　　　) 손　　(　　　) 번째 손가락

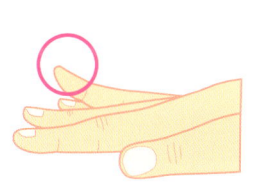

■ 동그라미 친 부분은 어떤 손 몇 번째 손가락인지 (　) 안에 적어 보세요.
　(　　　) 손　　(　　　) 번째 손가락

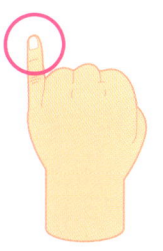

■ 동그라미 친 부분은 어떤 손 몇 번째 손가락인지 (　) 안에 적어 보세요.
　(　　　) 손　　(　　　) 번째 손가락

8일

날짜: _____ 년 _____ 월 _____ 일 _____ 요일 날씨: _____
시작 시각: _____ 시 _____ 분   마친 시각: _____ 시 _____ 분

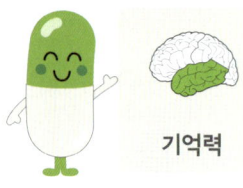

다음 대화를 큰 소리로 읽고 잘 기억해 두세요.

영수: 저녁에 외식하러 나갈까?

영순: 신당역 근처에 곰탕 맛집이 있대.

영수: 그래? 그럼 저녁 6시에 신당역 6번 출구 앞에서 볼까?

영순: 그런데 나 조금 늦을 것 같은데, 7시는 어때?

영수: 좋아. 그럼 그때 거기에서 만나.

✽ 실제로 친구와 얘기 나누는 상황이라 생각하며 소리 내어 읽어 보세요. 만나는 장소와 시간 등을 한 번 더 되뇌며 연습한다면 잘 기억할 수 있습니다.

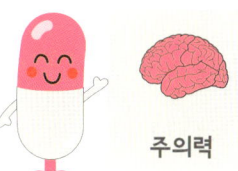

다음 보기 를 참고하여 숫자나 글자를 거꾸로 ( ) 안에 적어 보세요.

보기 14587 → 78541

2487901 → (　　　　　　)

7914830562 → (　　　　　　　)

(　　　　　　) ← 4863109

(　　　　　　) ← 2409178365

훈민정음 → (　　　　　)

(　　　　　　　　) ← 하늘은높고말은살찐다

칭찬은고래도춤추게한다 → (　　　　　　　　)

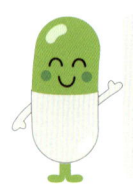 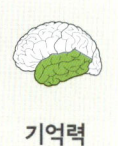
기억력

앞 장(44쪽)의 대화 내용에 관한 질문입니다. 기억력 문제이므로 앞 장을 보지 말고 기억을 되살려 문제를 풀어 보세요.

1. 영수와 영순이는 저녁에 무엇을 먹기로 했나요?
(   )

2. 영수와 영순이는 몇 시에 만나기로 했나요?
(   )

3. 영수와 영순이가 만나기로 약속한 장소는 어디인가요?
(   )

9일

날짜: _____ 년 ___ 월 ___ 일 ___ 요일 날씨: ___
시작 시각: ___ 시 ___ 분   마친 시각: ___ 시 ___ 분

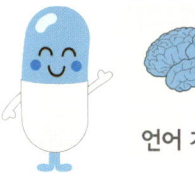
언어 기능

다음 표에는 보기 를 포함하여 14개의 채소 이름이 가로 또는 세로 방향으로 숨어 있습니다. 나머지 12개를 모두 찾아서 ○ 표시해 보세요.

보기

요	홍	비	유	하	소	내	암	호	강
양	배	추	개	미	시	금	치	배	미
하	동	산	달	어	매	색	아	옷	미
장	소	가	래	랑	대	모	고	장	나
도	시	영	히	호	박	기	구	속	리
라	옹	배	추	란	피	아	마	루	진
지	고	감	진	백	가	지	로	근	계
송	식	케	일	문	불	여	오	이	용
당	민	양	해	전	고	추	산	냉	이
채	포	파	랑	아	시	억	새	집	속

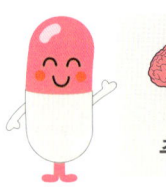

다음 문제를 풀어 보세요.

1. ■를 찾아 ○ 표시해 보세요.

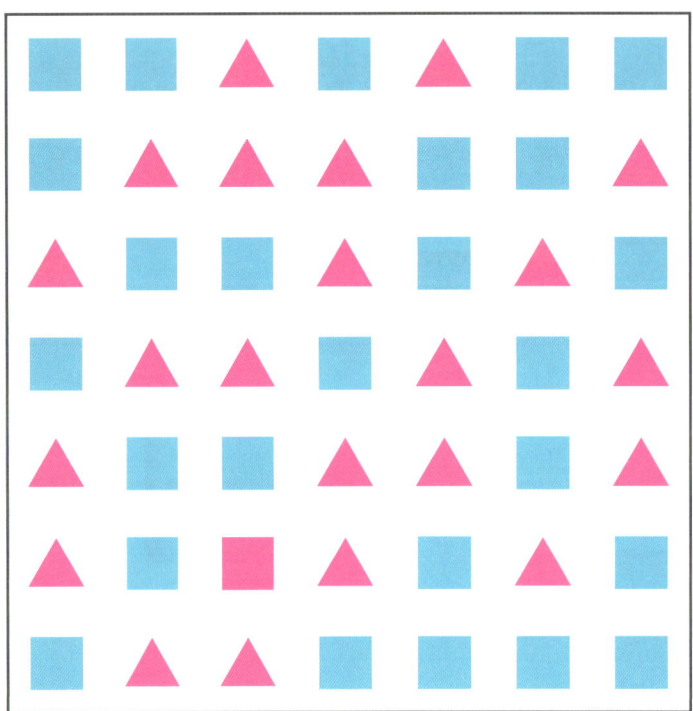

2. ●를 찾아 ○ 표시해 보세요.

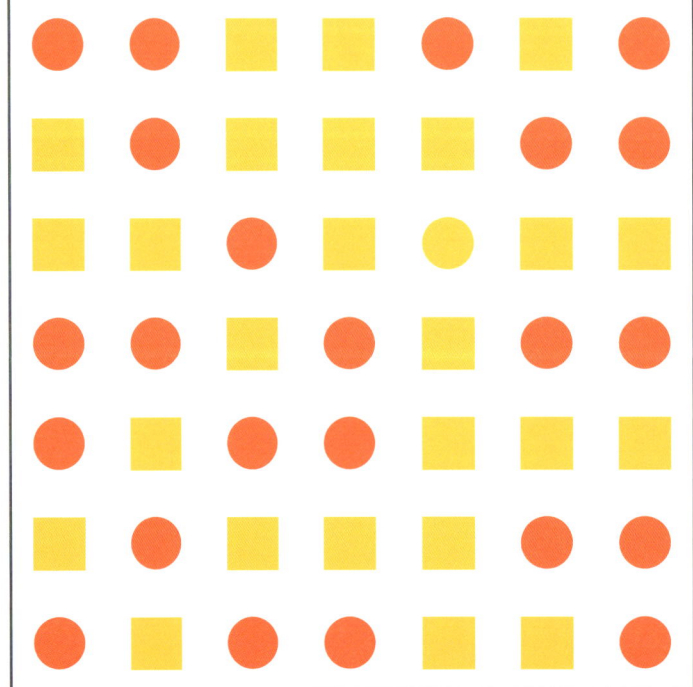

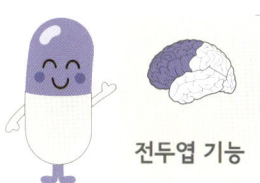
전두엽 기능

1. 다음의 동물 그림을 보고 왼쪽에서 오른쪽 순으로 이름을 적어 보세요.

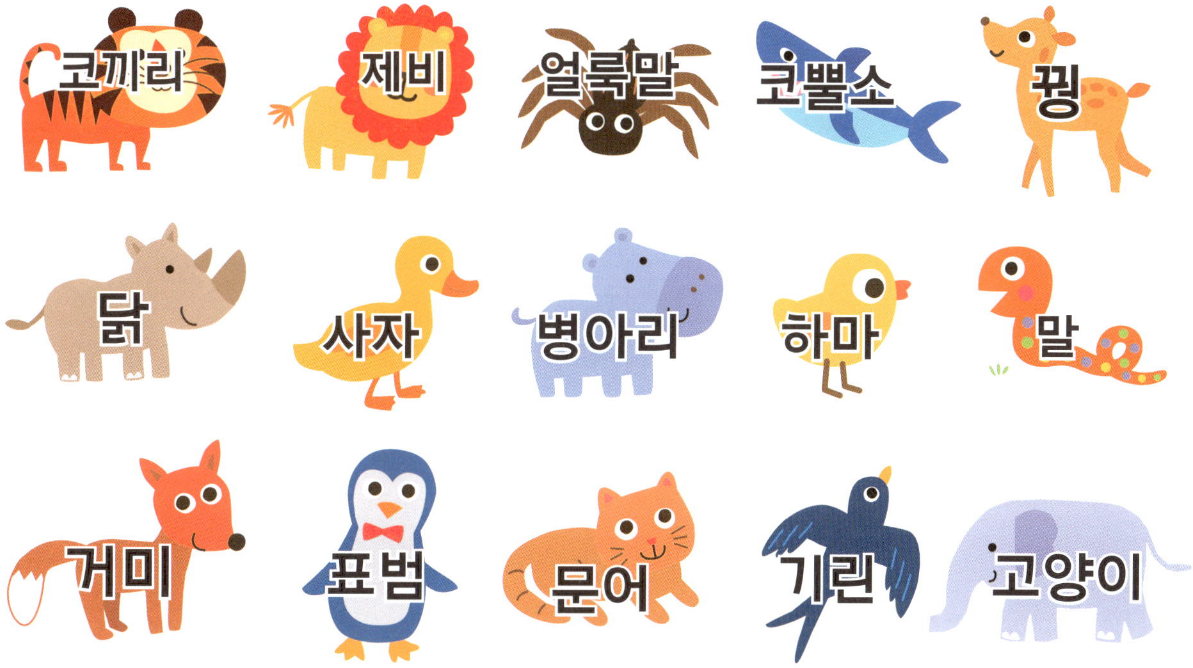

호랑이 _____ _____ _____ _____ _____

_____ _____ _____ _____ _____

_____ _____ _____ _____ _____

2. '그림 위에 글자로 적은 동물' 중에서 네발 달린 동물은 모두 몇 마리일까요?

(   ) 마리

10일

날짜: _____년 _____월 _____일 _____요일   날씨: _____
시작 시각: _____시 _____분   마친 시각: _____시 _____분

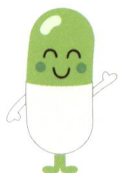 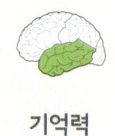
기억력

다음 설명과 그림을 잘 보고 해당 인물의 번호를 ( ) 안에 적어 보세요.

설명

영철이네 집은 할머니, 아버지, 어머니, 삼촌, 여동생, 이렇게 6명이 함께 살고 있는 대가족입니다. 과수원을 하고 있는 영철이네는 주말을 맞아 식구들이 함께 일하고 있습니다.

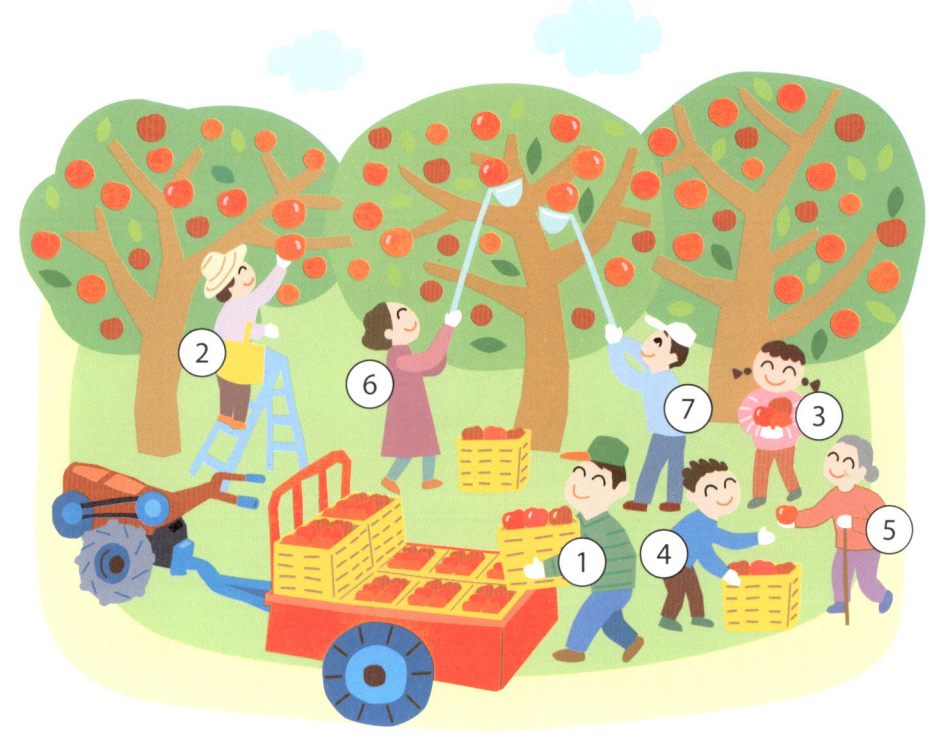

아버지(①)는 초록색 모자를 쓰고 경운기에 사과 박스를 싣고 계십니다. 어머니( )와 삼촌( )은 긴 막대를 가지고 나무 위의 사과를 따고 계십니다. 여동생( )은 사과를 가득 안고 상자에 담으려 가고 있고, 할머니( )도 영철이( ) 옆에서 사과를 건네주고 있습니다. 이웃집 아저씨( )께서도 고맙게 도 와주러 오셔서 사다리 위에서 사과를 직접 따고 계십니다.

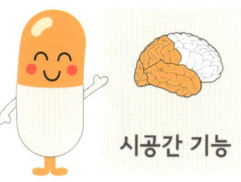

위의 바둑판과 똑같게 아래의 바둑판에 바둑돌을 그려 넣어 보세요.

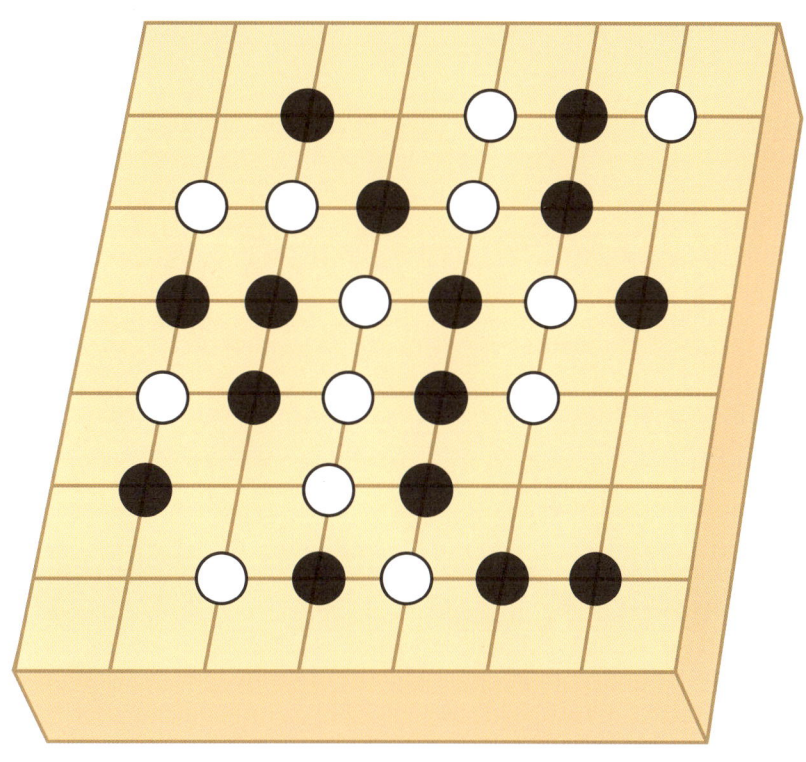

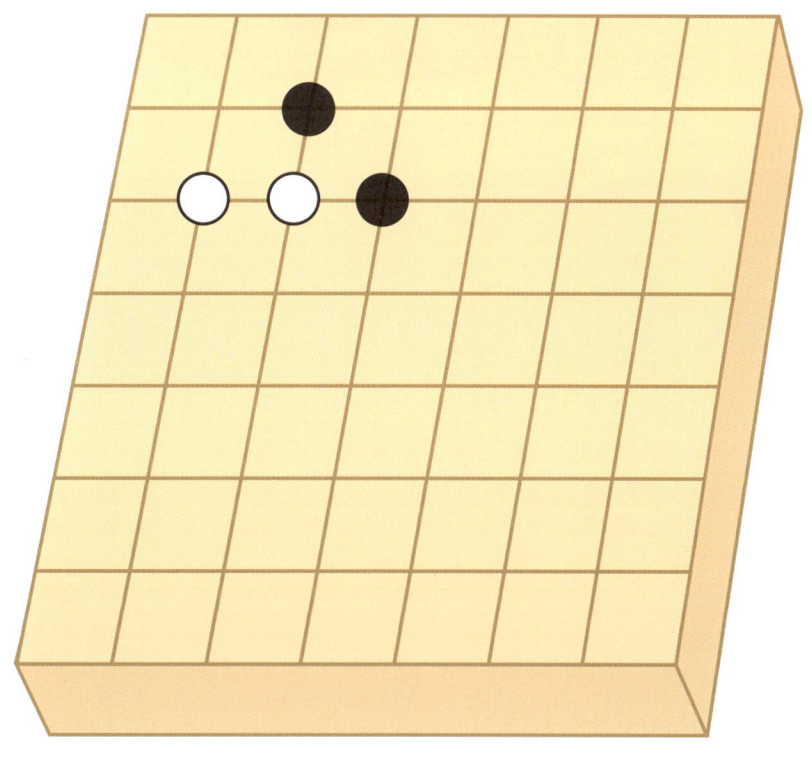

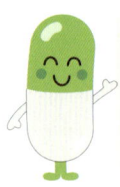 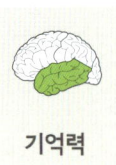 앞 장(50쪽)에서 외웠던 내용을 떠올리면서 다음 물음에 답해 보세요.

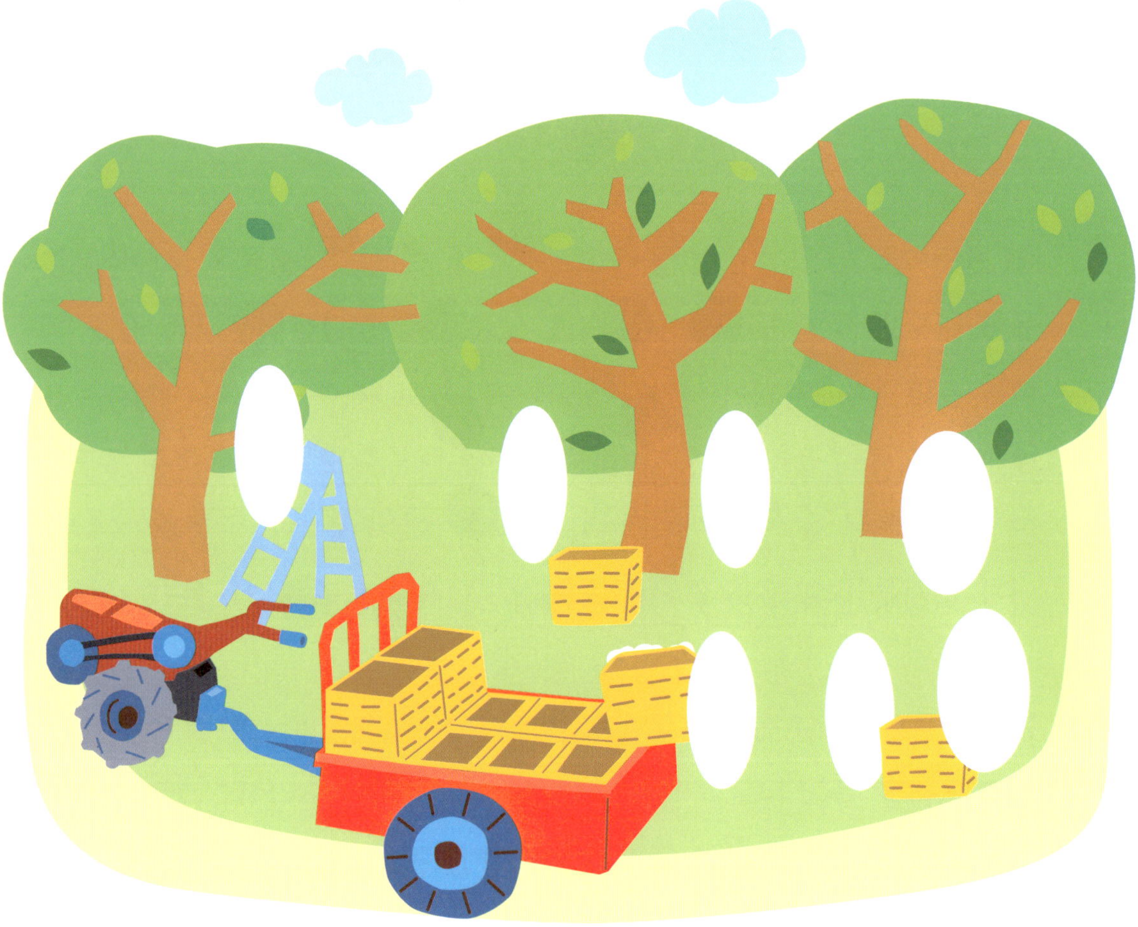

1. 영철이네 식구는 모두 몇 명인가요? (   ) 명
2. 영철이네 과수원은 어떤 과일 농사를 짓고 있나요? (   )
3. 경운기에 박스를 싣고 있는 사람은 누구인가요? (   )
4. 어머니와 함께 긴 막대기로 나무 위의 과일을 따는 사람은 누구인가요? (   )

11일

날짜: _____ 년 _____ 월 _____ 일 _____ 요일   날씨: _____
시작 시각: _____ 시 _____ 분   마친 시각: _____ 시 _____ 분

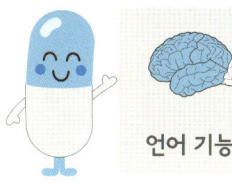

1. 다음 중 상황에 맞지 않는 대화를 찾아 번호에 ○ 표시해 보세요.

① A: 우리 다음 주 월요일에 만날까?
　 B: 그래 그러자, 몇 시에 어디서 볼까?
② A: 저희 두 달 뒤로 결혼 날짜 잡았어요.
　 B: 아 그렇구나, 축하한다.
③ A: 지난번에 직접 찾아뵙지 못해 죄송해요.
　 B: 너는 참 성실하구나.
④ A: 저기, 샴푸는 어디에 있죠?
　 B: 아, 네 제가 직접 찾아드리겠습니다.

2. 다음 글을 읽고 김씨의 기분을 가장 잘 표현한 얼굴 표정을 찾아 번호에 ○ 표시해 보세요.

> 김씨는 부인과 2살배기 아들이 있다. 2년 전 직장을 그만두고 공무원 시험 준비를 하였다. 부인의 응원으로 가사와 육아는 부인이 전담하였고 이에 늘 미안한 마음을 갖고 있었다. 부인과 아이에게 미안하고 고마운 마음에 하루하루 열심히 공부하며 준비하였고 시험을 치렀다. 합격 발표 당일 김씨는 컴퓨터로 합격 조회를 하였고, '합격'이라는 두 글자를 확인하였다.

① 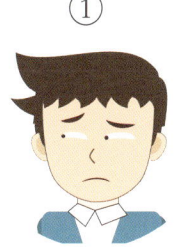   ② 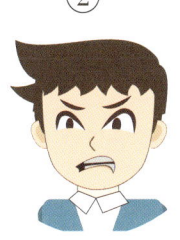   ③ 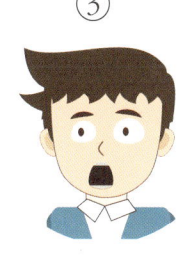   ④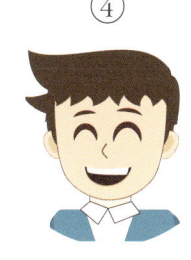

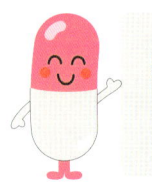
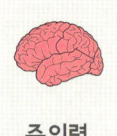

주의력

보기 와 같이 가로로 또는 세로로 연속된 3개의 숫자 중 합이 10인 숫자를 찾아 ○ 표시하고, 보기 를 제외한 개수도 세어 적어 보세요.
(11) 개

보기								
	1	3	6	5	3	8	0	5
	2	4	3	2	6	4	1	2
	8	5	1	3	4	5	2	0
	3	1	9	1	0	2	7	8
	6	2	0	2	3	9	0	1
	0	3	4	2	1	7	5	2
	4	5	2	8	9	2	1	6

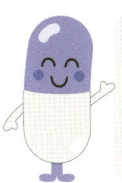 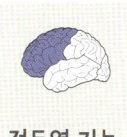 전두엽 기능

다음 그림들은 규칙에 따라 배열되어 있습니다. ?에 어떤 그림이 들어갈지 번호에 ○ 표시해 보세요.

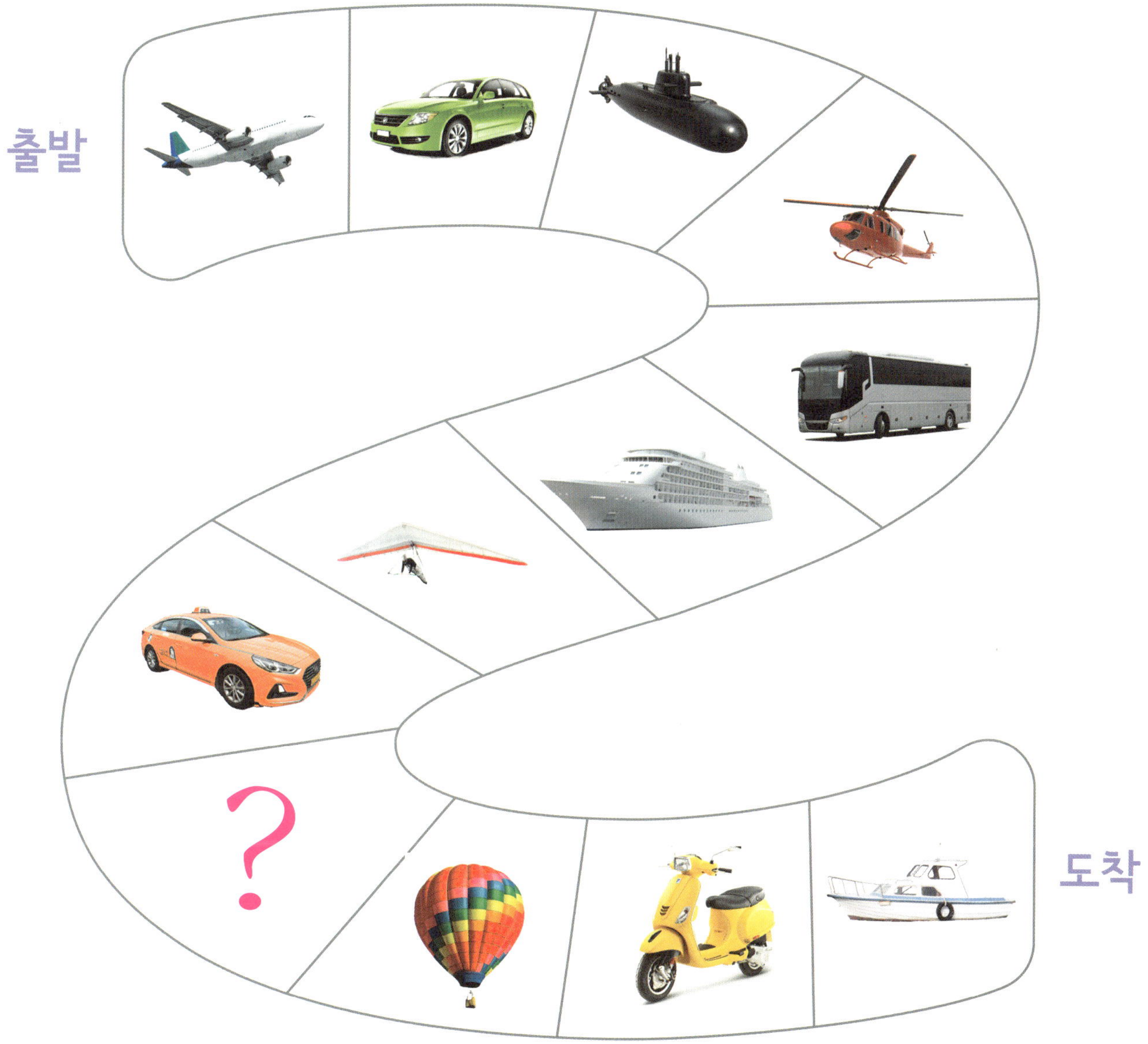

① 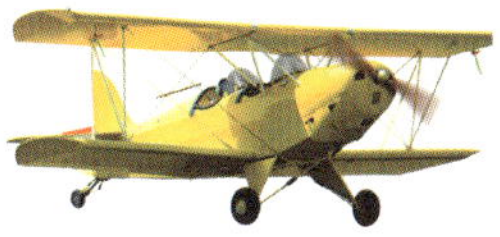 ② 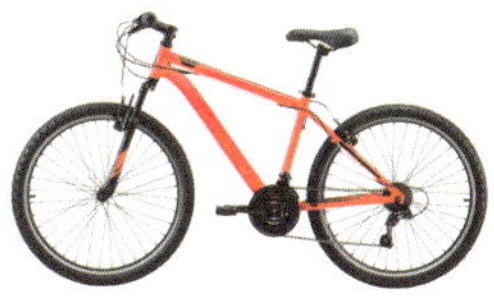 ③ 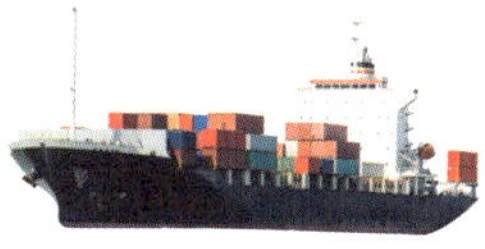 ④

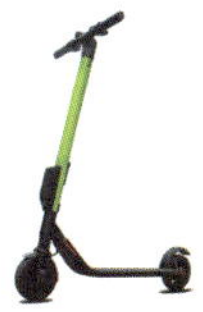

12일

날짜: _____년 ___월 ___일 ___요일   날씨: _____
시작 시각: ___시 ___분   마친 시각: ___시 ___분

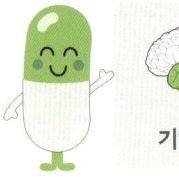 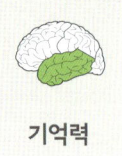

기억력

다음은 아보카도에 대한 설명입니다. 큰 소리로 읽고 내용을 잘 기억해 두세요.

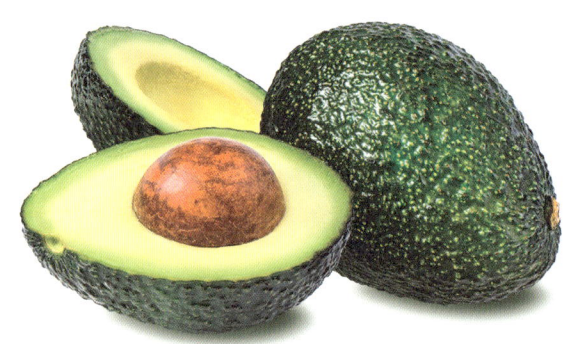

　아보카도는 멕시코와 남아메리카가 원산지이다. 열매의 색은 녹색으로 잘 익으면 녹갈색, 자줏빛을 띤 검은색이 된다. 모양은 둥글거나 타원형이며, 서양배와 같이 생겼다. 길이는 10~15cm이다. 악어의 등처럼 울퉁불퉁한 껍질 때문에 '악어배'라고도 불린다.
　과육은 버터같이 부드럽고 노란색을 띠며 독특한 향기가 난다. 가장 영양가가 높은 과일로 알려져 있는데, 지방 함량이 30% 정도나 되며, 탄수화물, 단백질, 비타민도 풍부하다. 아보카도는 음식의 소스로 사용하거나 샐러드 등의 요리 재료로 쓰이며, 기름을 채취해 쓰기도 한다.

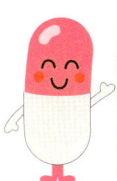
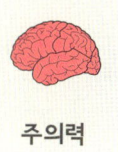

주의력

다음 표에서 3의 배수를 찾아 ○ 표시해 보세요. 그리고 그 답들을 연결하면 어떤 숫자가 되는지도 적어 보세요. (9)

46	37	67	11	91	2
23	12	72	54	36	0
46	24	10	8	66	98
62	90	74	17	48	56
13	70	1	5	21	44
31	97	16	49	84	32
73	65	4	22	30	14
41	88	50	7	82	19

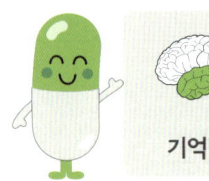 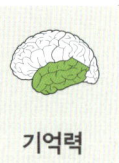 앞 장(56쪽)에서 외웠던 아보카도에 대한 설명이 맞으면 ○에, 틀리면 ×에 표시해 보세요.

1. 아보카도의 원산지는 멕시코와 남아메리카이다. (○ | ×)

2. 아보카도의 색은 잘 익으면 녹갈색, 자줏빛을 띤 검은색이고, 모양은 네모나다. (○ | ×)

3. 악어의 등처럼 울퉁불퉁한 껍질 때문에 '악어배'라고도 불린다. (○ | ×)

4. 아보카도의 길이는 15~20cm이다. (○ | ×)

5. 아보카도는 영양가가 높은 채소로 알려져 있다. (○ | ×)

6. 아보카도에는 지방, 탄수화물, 단백질이 들어 있고, 비타민도 풍부하다. (○ | ×)

7. 아보카도에서 기름을 채취하기도 한다. (○ | ×)

13일

날짜: _____년 _____월 _____일 _____요일   날씨: _____
시작 시각: _____시 _____분   마친 시각: _____시 _____분

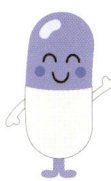 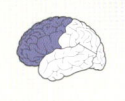
전두엽 기능

다음을 읽고 문제를 풀어 보세요.

- 손주가 좋아하는 사탕을 사려고 함
- 쓰레기 종량제 봉투가 떨어져서 사려고 함
- 국거리 할 만한 생선을 사고자 함
- 현재 가진 돈으로 최대한 개수가 많은 과일을 사고자 함
- 현재 지갑에는 3만원이 있음(단, 묶음 과일은 낱개로 팔지 않음)

편지봉투 1묶음	2,000	배 3개	10,000
쓰레기봉투 1묶음	5,000	귤 15개	8,000
구이용 고등어	10,000	사탕	5,000
국거리용 동태	8,000	젤리	4,000
국거리용 소고기	15,000		
사과 8개	6,000		

■ 위의 조건을 모두 충족하는 물품들을 구입하려면 어떤 물품들을 몇 개 구입해야 할까요? 그리고 총 가격을 적어보세요.

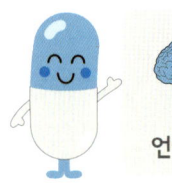

다음 단어들은 순서가 뒤바뀌어 있습니다. 오른쪽 빈 칸에 올바른 단어를 적어 보세요.

1. 슴도고치 →
2. 지꾸라미 →
3. 도묵리토 →
4. 살하루이 →
5. 기르찌레 →
6. 비허아수 →
7. 반이불딧 →
8. 강강술래 →
9. 모스스코 →
10. 카하니모 →

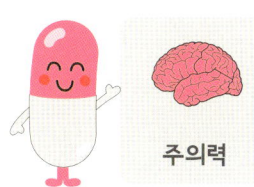

다음 그림을 보고 문제를 풀어 보세요.

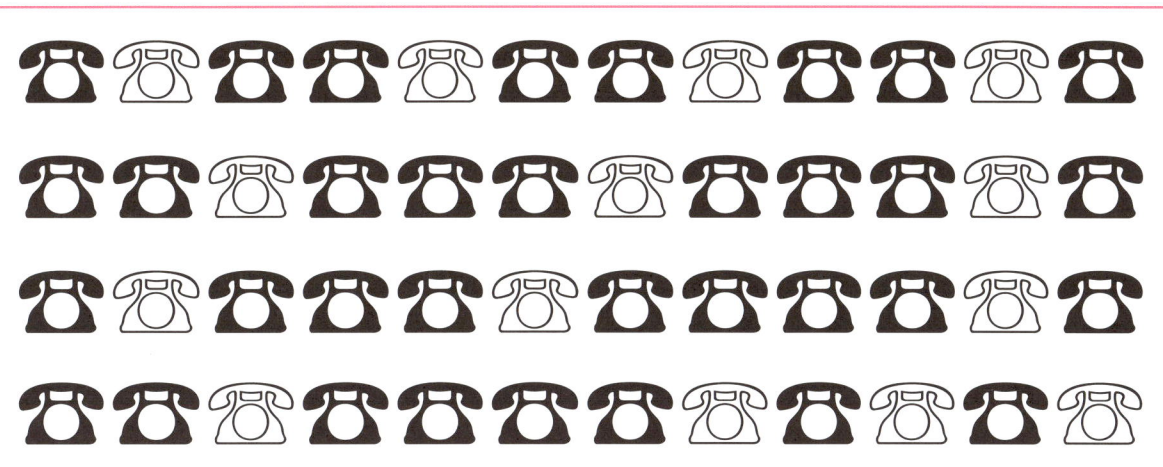

1. 상자 안에 흰색 전화기는 모두 몇 개인가요? (   ) 개

2. 가로 한 줄에 전화기는 몇 개인가요? (   ) 개

3. 검은색 전화기는 모두 몇 개인지 다음 연산식을 통해 답을 구해 보세요(계산기를 사용하지 말고 직접 계산해 보세요).

☐ × ☐ = ☐ − ☐ = ☐

전체 전화기 수   흰색 전화기 수   검은색 전화기 수

14일

날짜: _____ 년 _____ 월 _____ 일 _____ 요일   날씨: _____
시작 시각: _____ 시 _____ 분   마친 시각: _____ 시 _____ 분

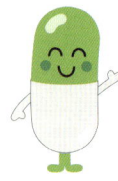 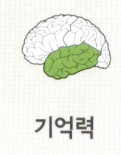
기억력

다음은 생활 정보를 얻을 수 있는 전화번호입니다. 유용하게 사용할 수 있으므로 잘 기억해 두세요.

- 전화번호 안내 → 114
- 세계 시각 안내 → 116
- 일기 예보 안내 → 131
- 관광 정보 안내 → 1330
- 교통 정보 안내 → 1333

✽ 가상으로 오른쪽 전화기의 번호를 누르면서 연습하면 더 잘 외울 수 있습니다.

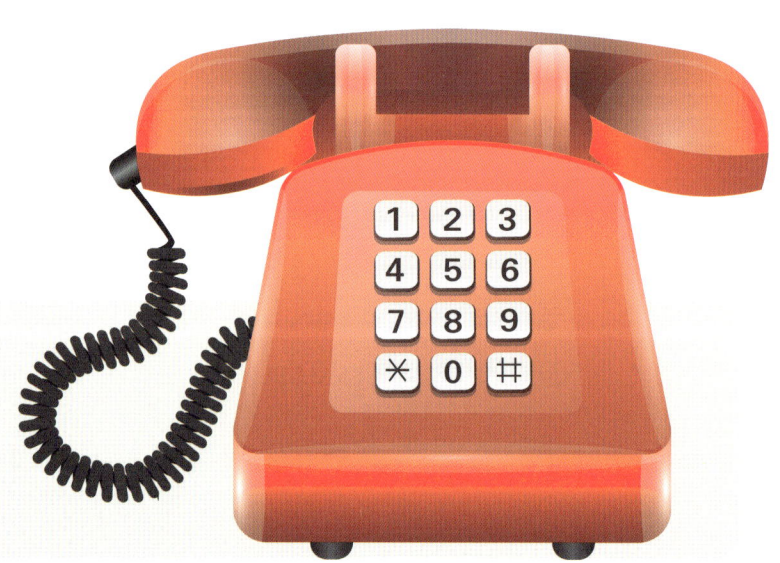

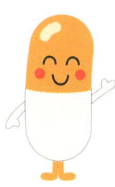 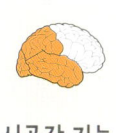

다음은 청기백기 게임입니다. 지시와 일치하는 사람을 찾아 번호에 ◯ 표시해 보세요.

1. 오른손 청기 들고, 왼손 백기 내려!

① 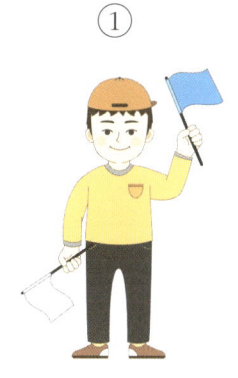　② 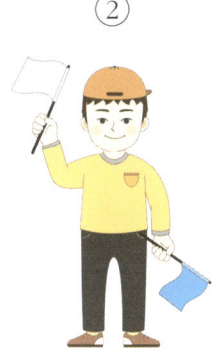　③ 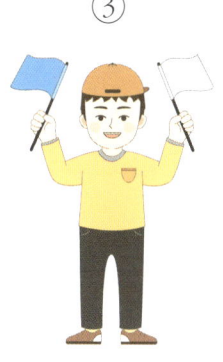　④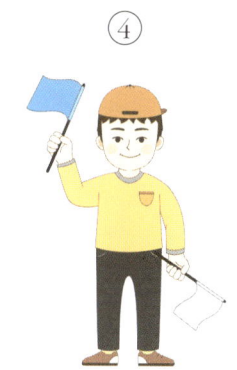

2. 오른손 백기 들고, 왼손 청기 들어!

① 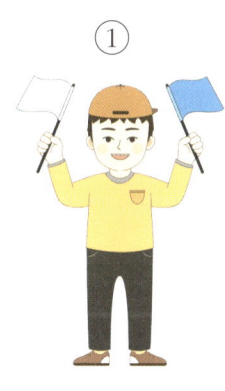　② 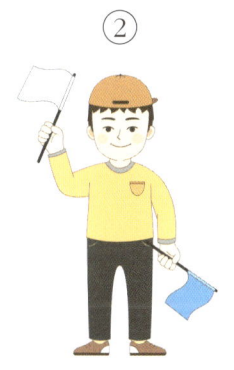　③ 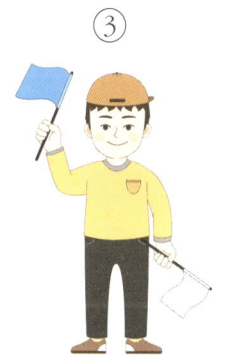　④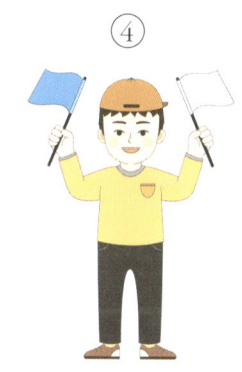

3. 왼손 백기 내리고, 오른손 청기 들어!

① 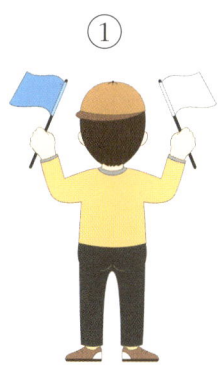　② 　③ 　④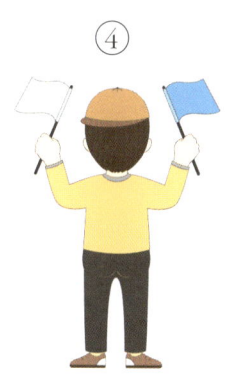

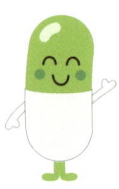 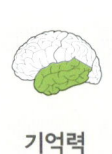
기억력

앞 장(62쪽)에서 외운 내용을 떠올려 (　) 안에 해당 전화번호를 적어 보세요. 되도록이면 앞 장을 보지 말고 기억만으로 적어 보세요(기억이 잘 나지 않으면 다시 앞 장으로 돌아가 외운 후 답을 적어 보세요).

- 전화번호 안내　→　(　　　　)
- 일기 예보 안내　→　(　　　　)
- 교통 정보 안내　→　(　　　　)
- 관광 정보 안내　→　(　　　　)
- 세계 시각 안내　→　(　　　　)

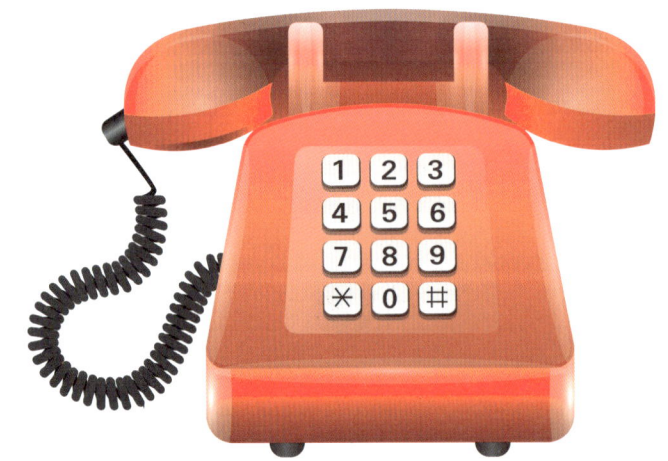

15일

날짜: _____ 년 ____ 월 ____ 일 ____ 요일 날씨: _____
시작 시각: ____ 시 ____ 분   마친 시각: ____ 시 ____ 분

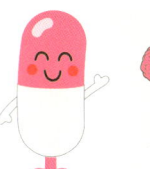

주의력

다음 그림 중 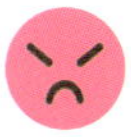 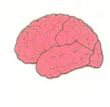와 같은 것을 찾아서 ○ 표시하고, 개수도 적어 보세요. ( ) 개

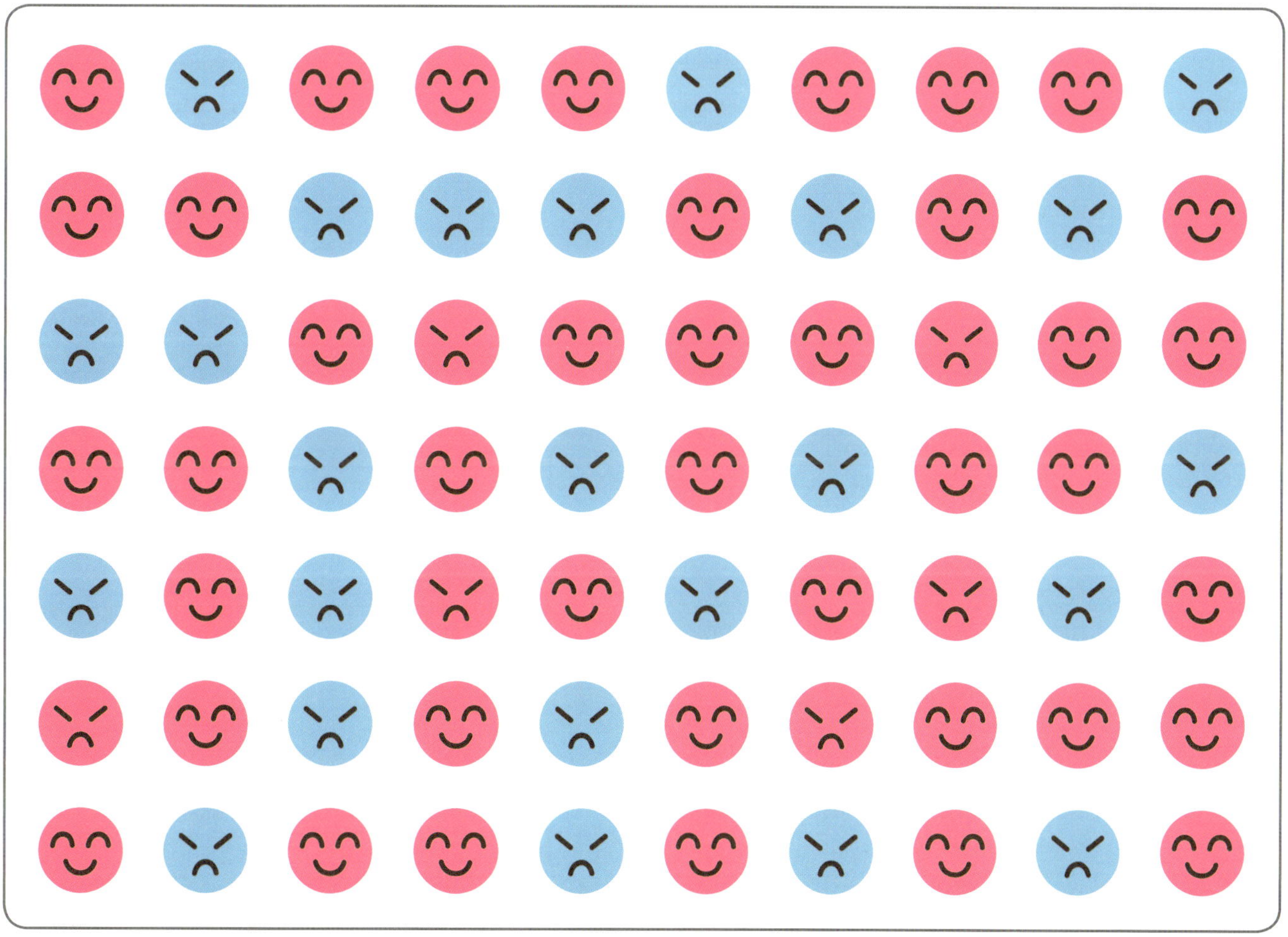

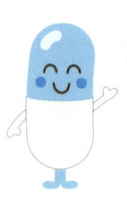
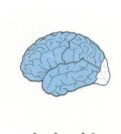

언어 기능

보기 와 같이 다음 단어들의 반대말을 적어 보세요.

보기   높다 낮다

조용하다 ↔ _____	느리다 ↔ _____
쉽다 ↔ _____	길다 ↔ _____
많다 ↔ _____	오다 ↔ _____
밀다 ↔ _____	굵다 ↔ _____
가깝다 ↔ _____	깨끗하다 ↔ _____
묶다 ↔ _____	작다 ↔ _____
열다 ↔ _____	차갑다 ↔ _____

시공간 기능

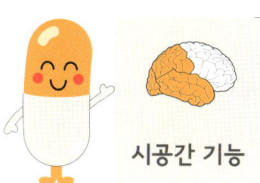

다음 그림에는 장소와 관계없는 어울리지 않는 물건들이 군데군데 놓여 있습니다. 모두 찾아서 ○ 표시하고 개수도 적어 보세요. (   ) 개

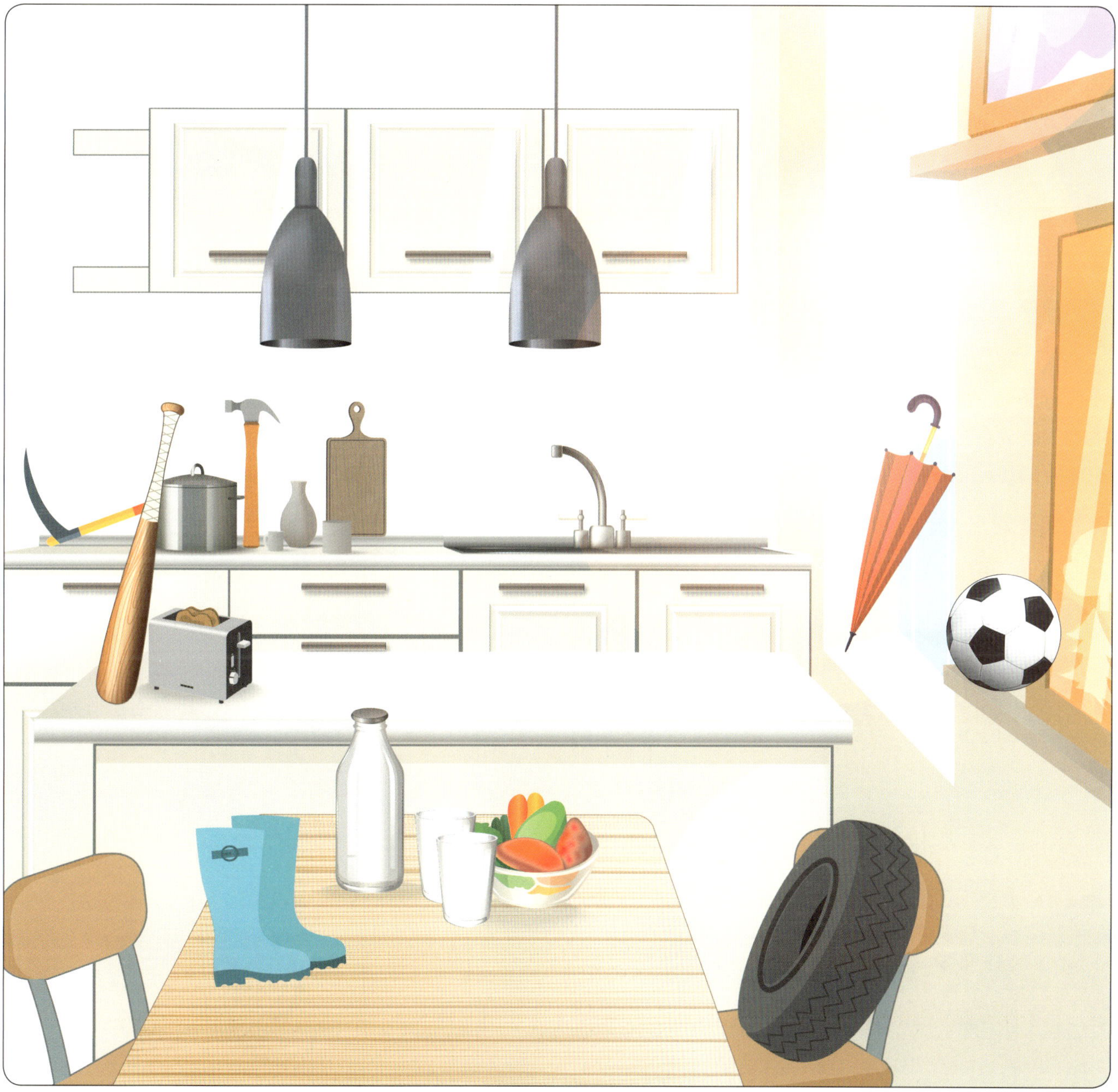

16일

날짜: _____ 년 ___ 월 ___ 일 ___ 요일   날씨: _____
시작 시각: ___ 시 ___ 분   마친 시각: ___ 시 ___ 분

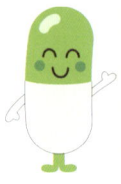 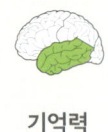
기억력

다음 그림을 잘 보고 얼굴 – 이름 – 직업 순으로 묶어 암기하여 잘 기억해 두세요.

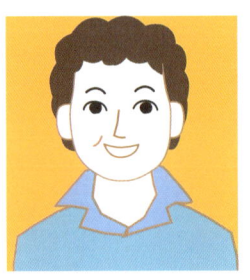   이름: 박세동(42세)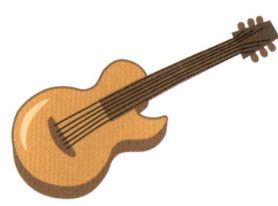
                       직업: 기타리스트

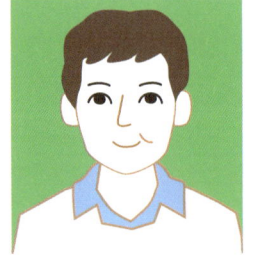   이름: 이성한(50세)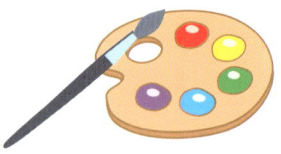
                       직업: 화가

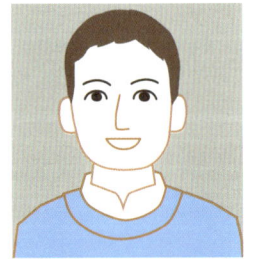   이름: 남철민(33세)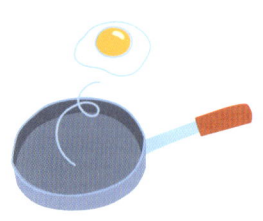
                       직업: 요리사

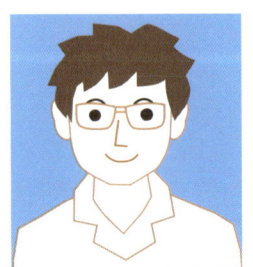   이름: 강기욱(29세)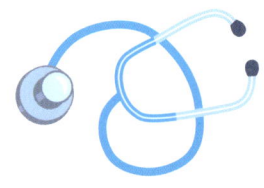
                       직업: 의사

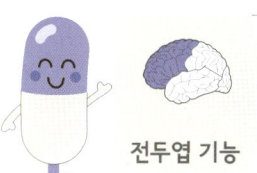

보기 와 같이 1번~18번의 초록 구슬과 파란 구슬을 교대로 연결해 보세요. 마치 실에 구슬을 꿰듯이 줄을 그어 연결해 보세요.

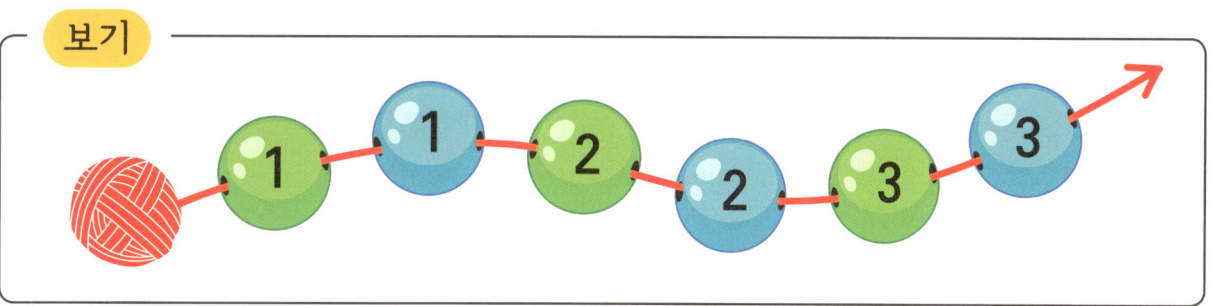

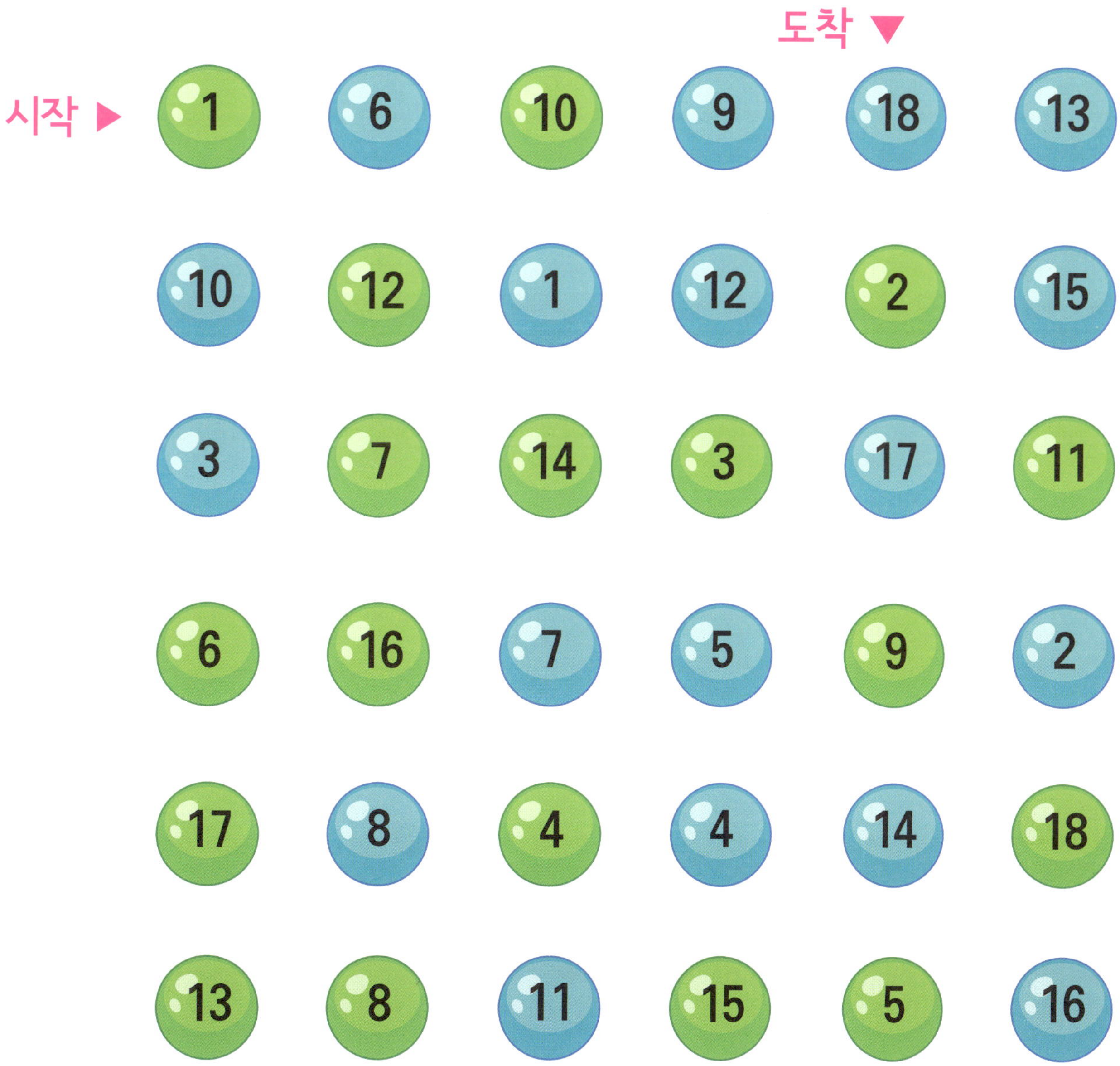

시작 ▶

도착 ▼

1	6	10	9	18	13
10	12	1	12	2	15
3	7	14	3	17	11
6	16	7	5	9	2
17	8	4	4	14	18
13	8	11	15	5	16

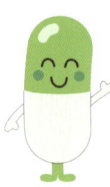 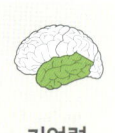
기억력

앞 장(68쪽)의 내용을 기억해 다음 문제를 풀어보세요. 앞 장에서는 얼굴 - 이름 - 직업 순으로 기억했지만, 문제는 얼굴 - 직업 - 이름 순입니다. 만약 생각나지 않는다면 앞 장으로 돌아가 다시 암기해 보세요. 그런 다음 다시 문제를 풀어 보세요.

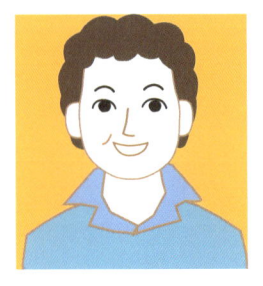 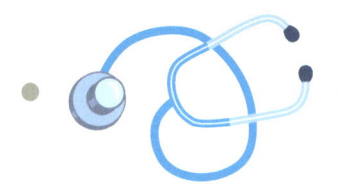 이성한

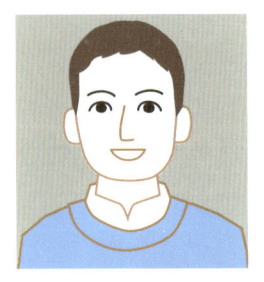 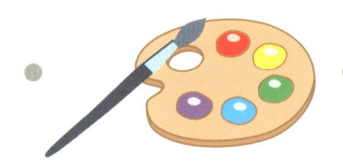 박세동

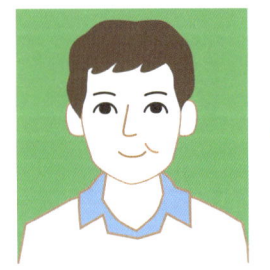 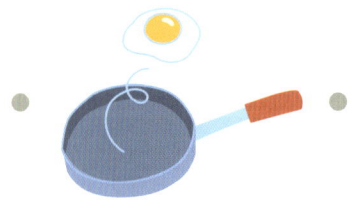 강기욱

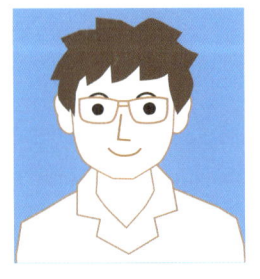 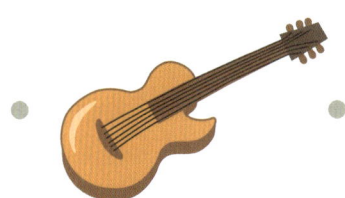 남철민

17일

날짜: _____년 ___월 ___일 ___요일   날씨: _____
시작 시각: ___시 ___분   마친 시각: ___시 ___분

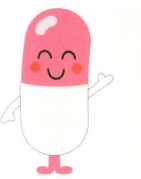
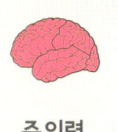
주의력

다음 표에서 보기 와 같은 글자를 찾아 ◯ 표시해 보세요.

보기 닭

덝	돍	듥	덝	듥	닭	덝
듥	닭	덝	돍	덝	돍	듥
돍	덝	돍	닭	돍	듥	덝

보기 옷

옷	옷	옷	돝	옷	옽	옷
옽	옷	옷	옽	옷	옷	옷
옷	옷	옽	옷	옷	옷	옽

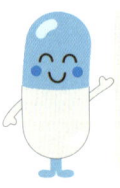 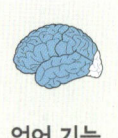

다음 그림들을 보고, 시간의 흐름이 맞도록 (　　) 안에 번호를 적어 보세요.

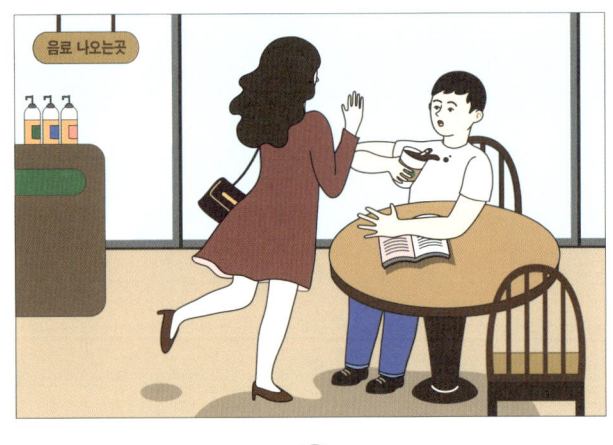
①

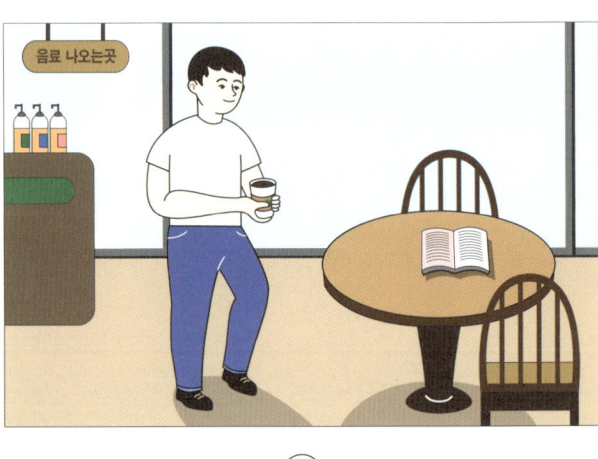
②

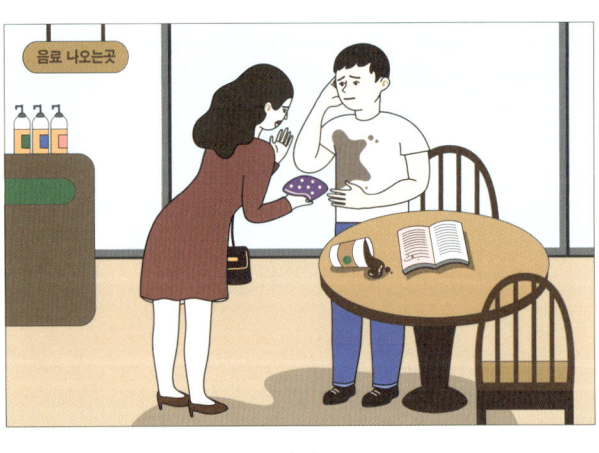
③

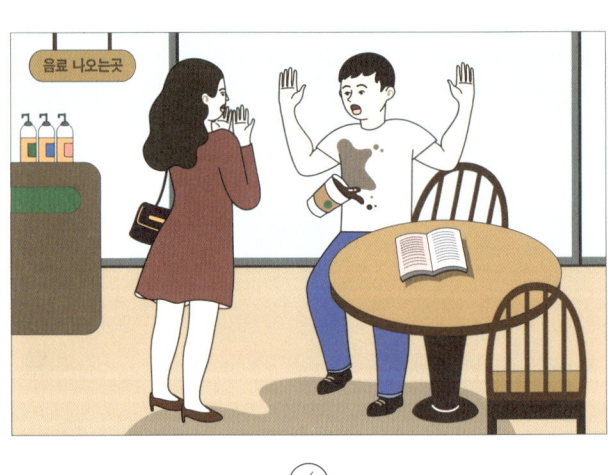
④

(　　　) - (　　　) - (　　　) - (　　　)

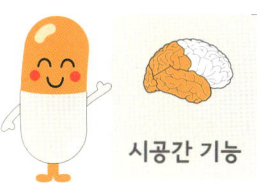
시공간 기능

다음 그림은 복지관 소풍에서 수건돌리기 게임을 하는 모습입니다. 술래인 철수 할아버지가 반시계 방향으로 한 바퀴 반을 돌고, 그 자리에서 오른쪽으로 두 번째 사람의 뒤에 수건을 두었습니다. 철수 할아버지는 누구에게 수건을 놓았는지 (   ) 안에 번호를 적어 보세요. (   )

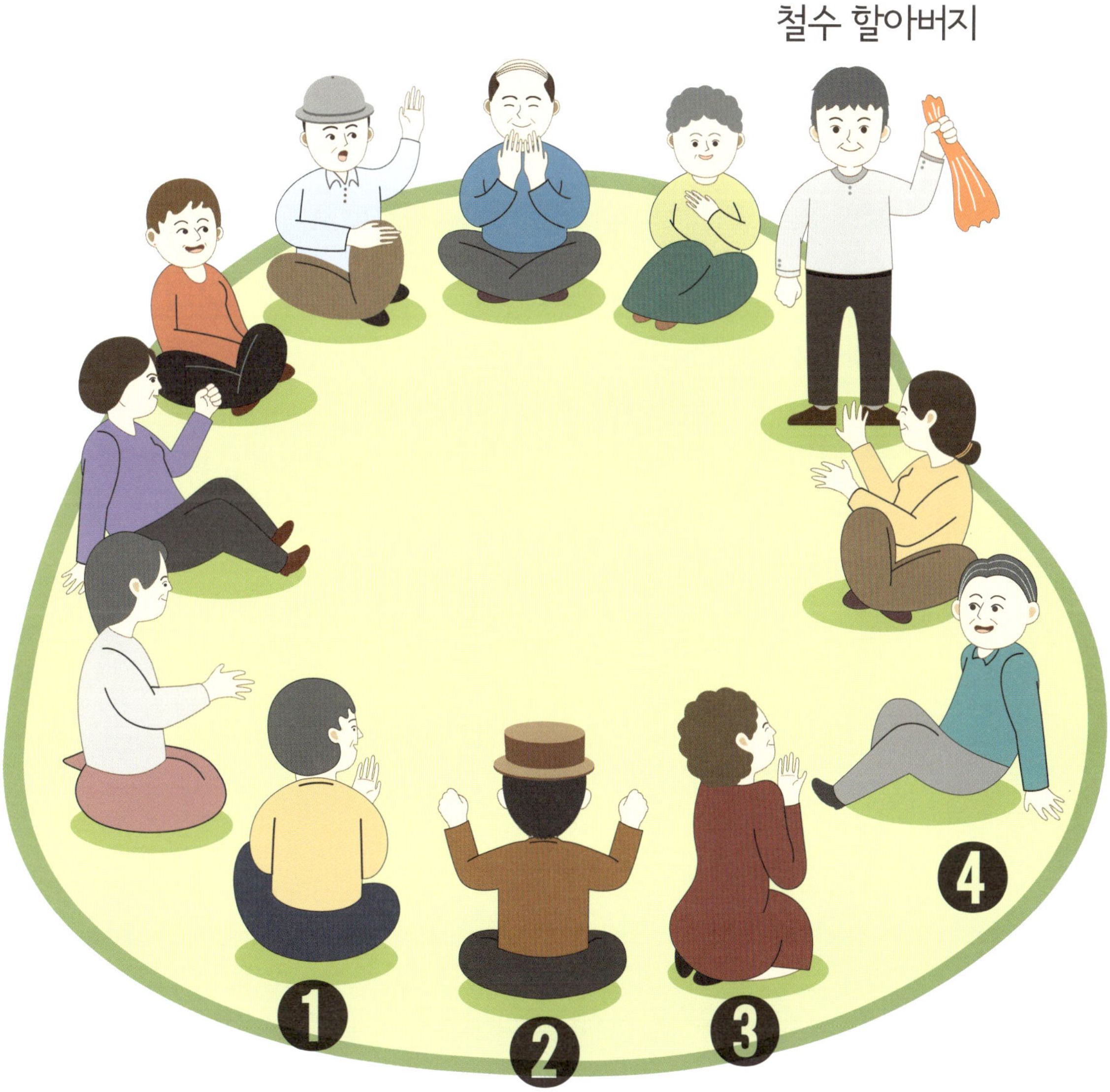

18일

날짜: _____ 년 ___ 월 ___ 일 ___ 요일   날씨: _____
시작 시각: ___ 시 ___ 분   마친 시각: ___ 시 ___ 분

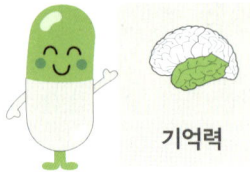
기억력

다음은 '남행열차'라는 노래입니다. 악보를 보면서 신나게 노래를 불러 보고 가사를 외워 보세요.

남행열차

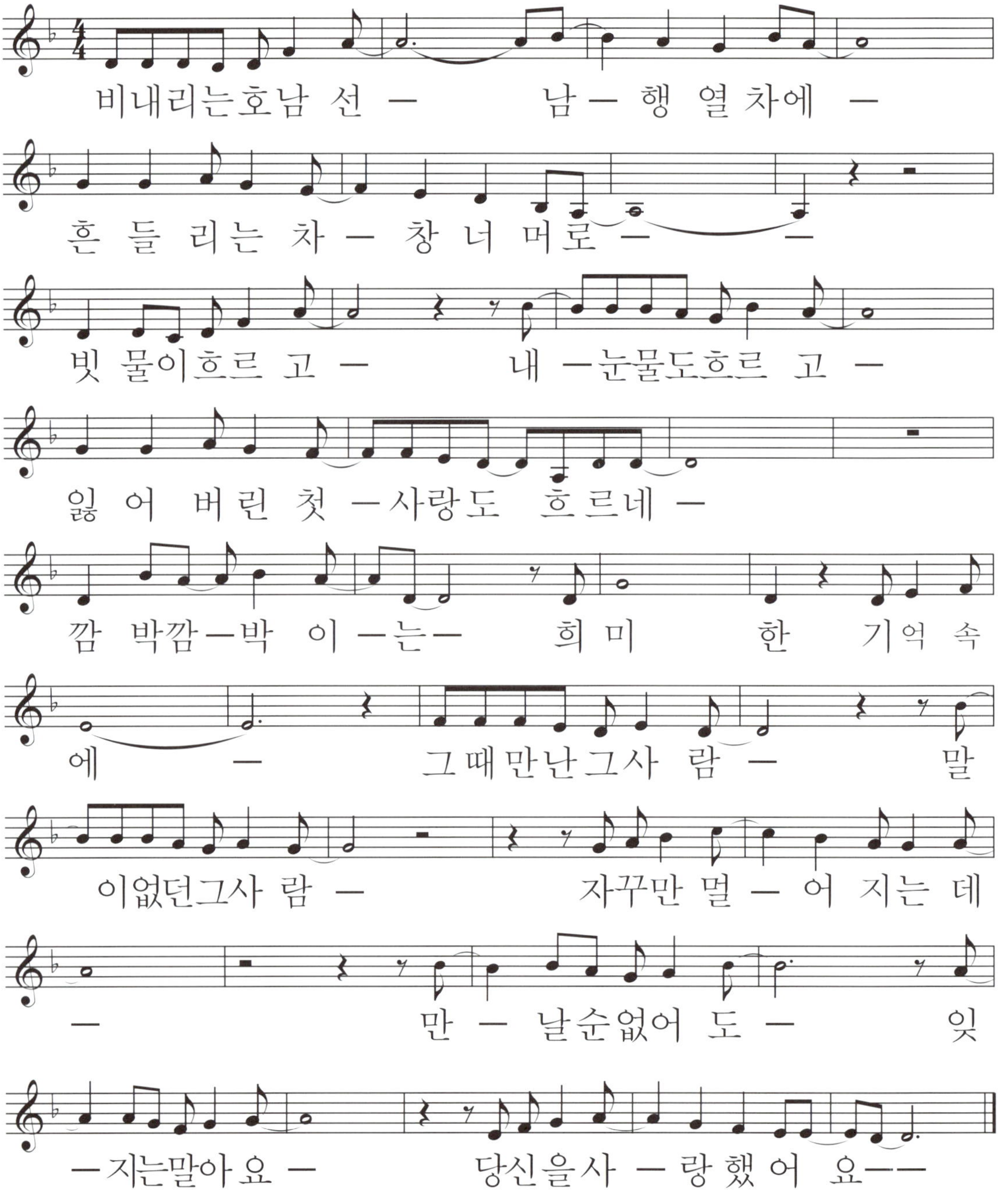

비 내리는 호남선 — 남 — 행 열 차에 —
흔 들 리 는 차 — 창 너 머로 — — —
빗 물이 흐르 고 — 내 — 눈물도 흐르 고 —
잃 어 버 린 첫 — 사랑도 흐르네 —
깜 박깜 — 박 이 — 는 — 희미 한 기억 속
에 — 그 때 만난 그 사 람 — 말
이 없던 그 사 람 — 자꾸만 멀 — 어 지는 데
— 만 — 날 순 없어 도 — 잊
— 지는 말아 요 — 당신을 사 — 랑 했 어 요 — —

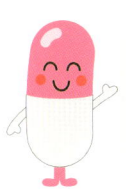
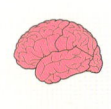

주의력

다음 그림에서 초록색 나뭇잎( )이 모두 몇 개인지 세어 (   ) 안에 적어 보세요.

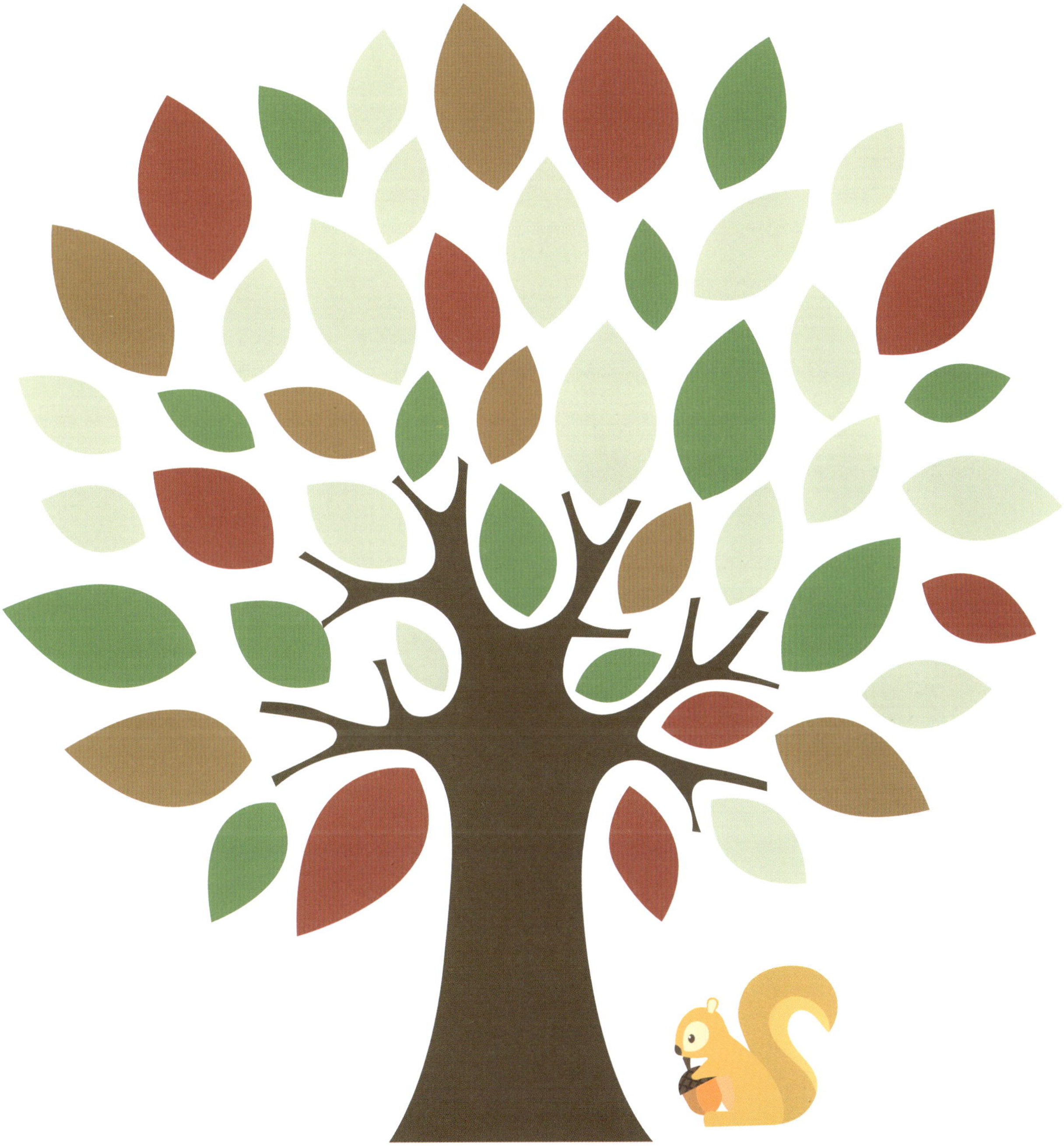

(   ) 개

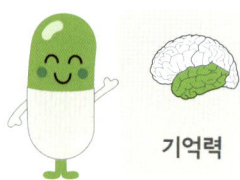
기억력

앞 장(74쪽)에서 신나게 불렀던 노래 제목은 무엇인가요? (　　　　　　)

🟩 노래를 부르면서 빈칸에 맞는 가사를 적어 보세요.

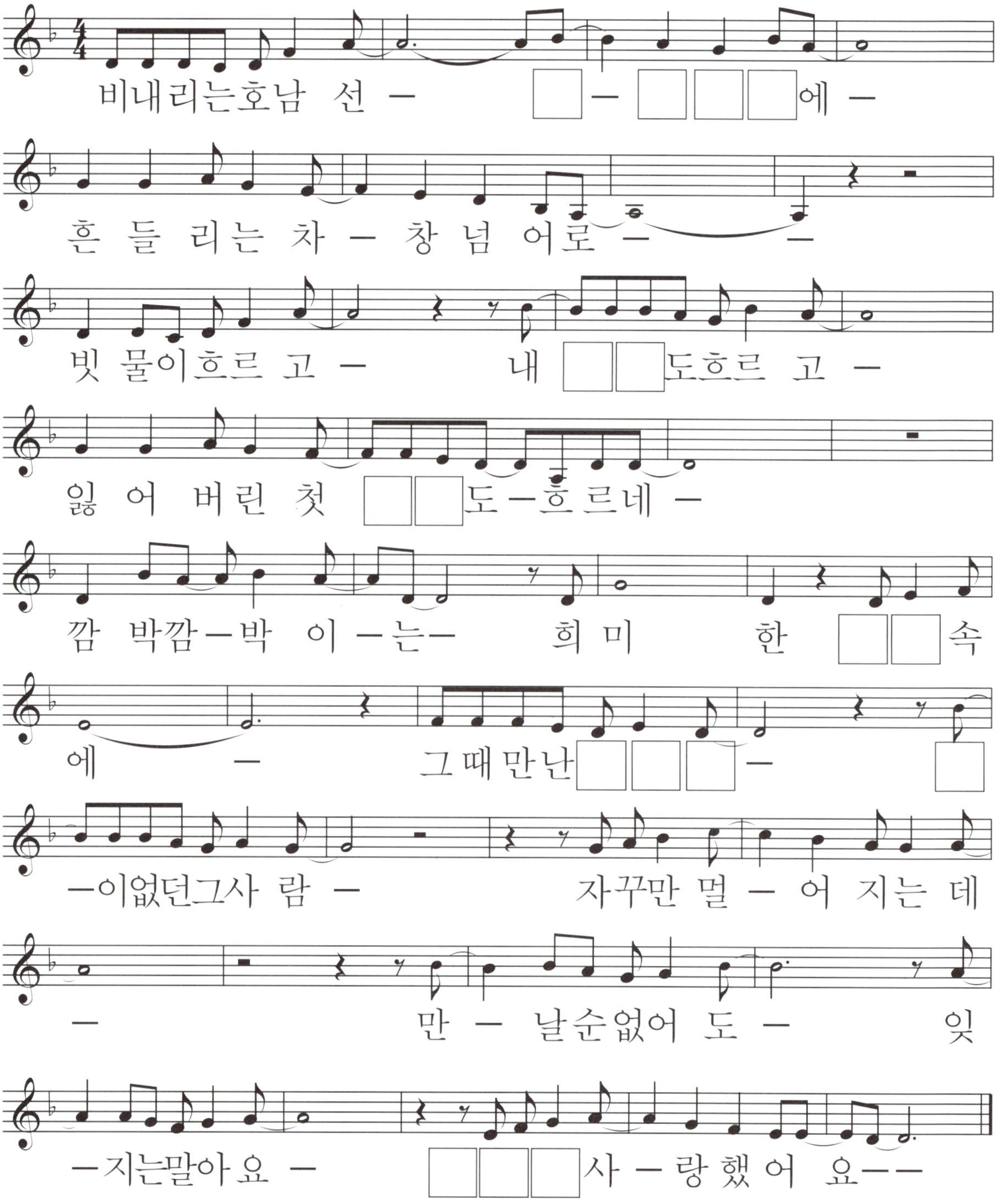

비내리는 호남 선 － □ － □□ 에 －

흔들리는 차 － 창 넘어로 －

빗물이 흐르고 － 내 □□ 도 흐르고 －

잃어버린 첫 □□ 도 － 흐르네 －

깜박깜－박 이－는－ 희미한 □□ 속

에 － 그때 만난 □□□ －

－이 없던 그 사람 － 자꾸만 멀－어지는데

만－날 순 없어도 － 잊

－지는 말아요 － □□□ 사－랑했어요－－

19일

날짜: ___년 ___월 ___일 ___요일 날씨: ___
시작 시각: ___시 ___분   마친 시각: ___시 ___분

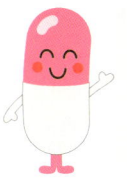 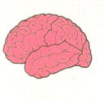
주의력

다음 표에는 숫자와 계이름이 짝지어 있습니다. 아래 상자에서 숫자에 맞는 계이름을 찾아 선을 그어 연결해 보세요.

1	2	3	4	5	6	7
도	레	미	파	솔	라	시

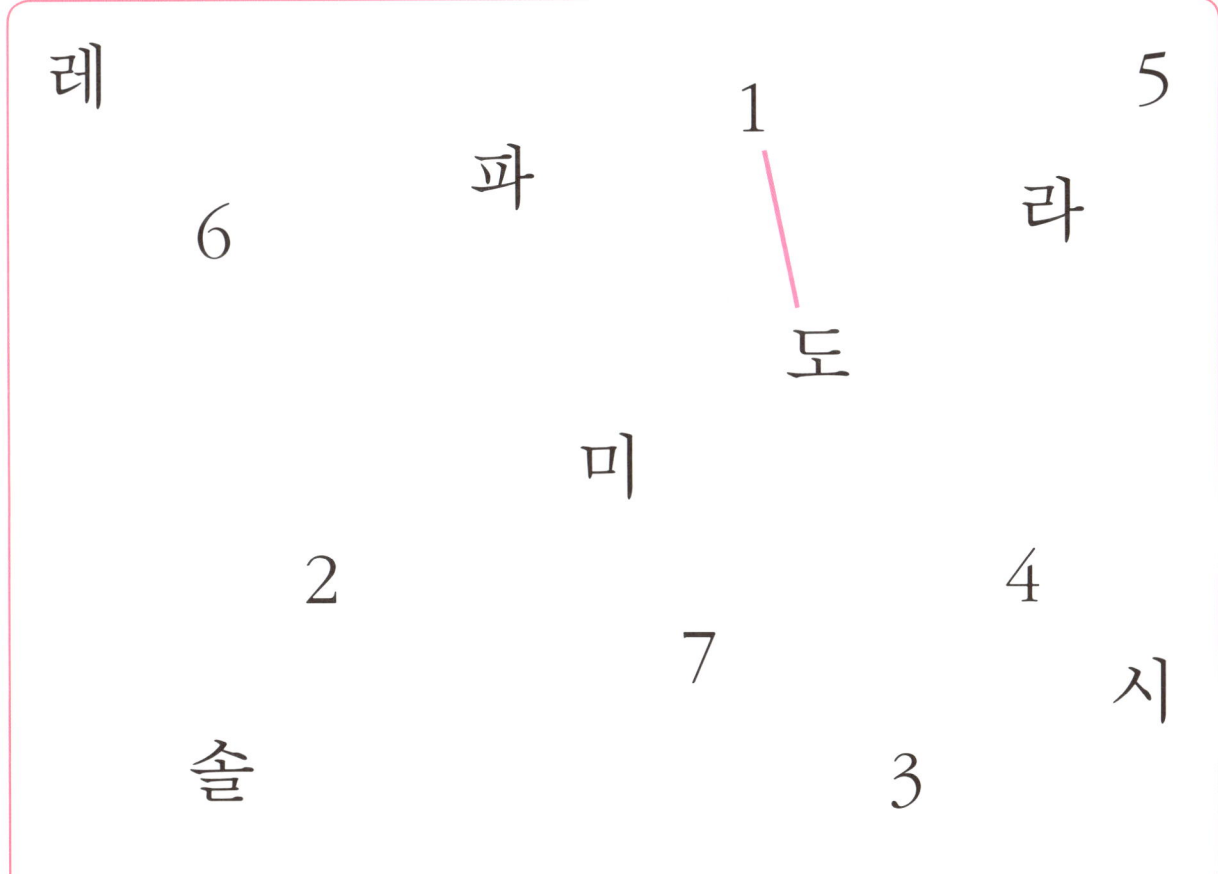

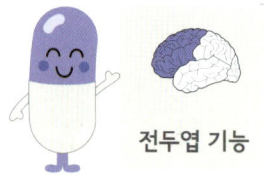
전두엽 기능

다음 시계는 2시간 빠르게 설정되었습니다. 이 시계는 태엽을 한 바퀴 돌리면 분침이 20분씩 움직입니다. 그리고 태엽을 오른쪽으로 돌리면 분침이 시계 방향으로 움직이고, 왼쪽으로 돌리면 반시계 방향으로 움직입니다.

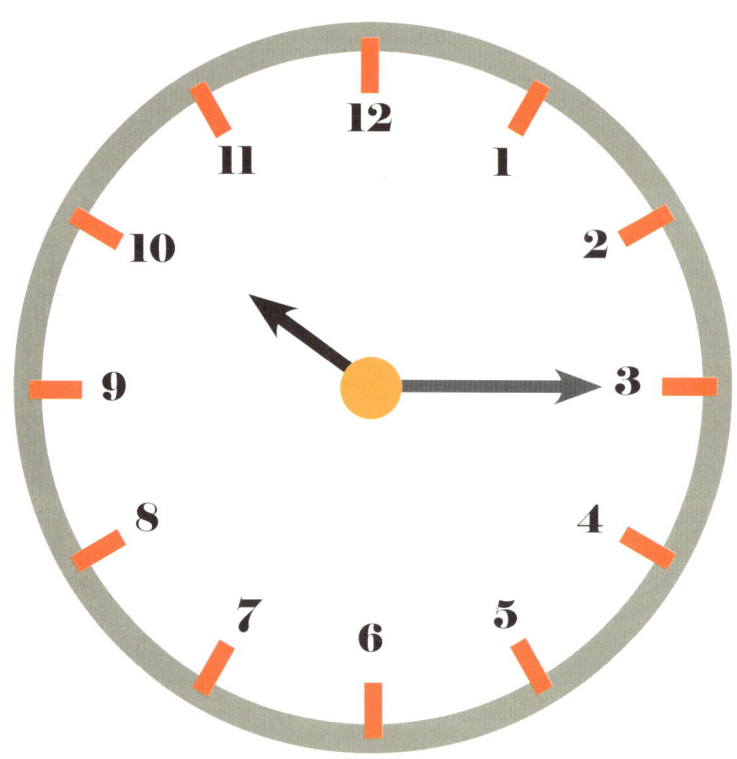

🟪 이 시계를 정상으로 맞추려면 어느 방향으로 몇 바퀴를 돌려야 할지 ( ) 안에 적어 보세요.

( ) 쪽 ( ) 바퀴

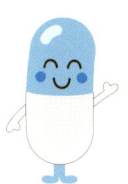 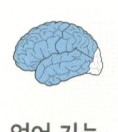

다음은 끝말잇기 문제입니다. 빈칸에 답을 적어 보세요.

1. 두 글자 단어로만 10개 이상 적어 보세요.

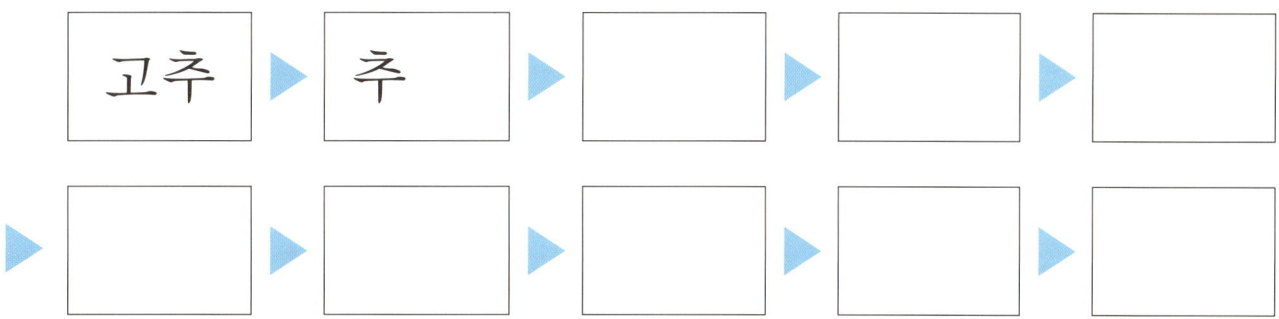

2. 세 글자 단어로만 10개 이상 적어 보세요.

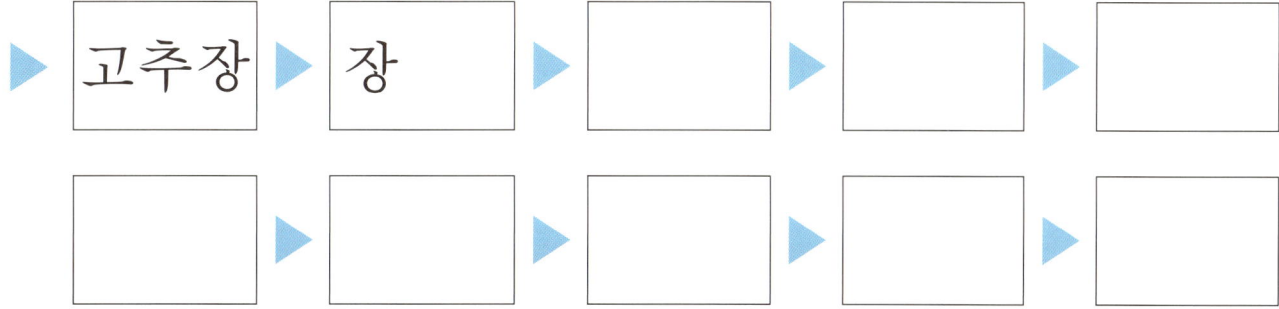

20일

다음은 동요 '나비야'의 가사와 계이름입니다. 노래를 큰 소리로 부르며 잘 기억해 두세요.

나비야

| 나 비 야 | 나 비 야 | 이 리 날 아 | 오 너 라 |
| 솔 미 미 | 파 레 레 | 도 레 미 파 | 솔 솔 솔 |

| 노 랑 나 비 | 흰 나 비 | 춤 을 추 며 | 오 너 라 |
| 솔 미 미 미 | 파 레 레 | 도 미 솔 솔 | 미 미 미 |

| 봄 바 람 에 | 꽃 잎 도 | 방 긋 방 긋 | 웃 으 며 |
| 레 레 레 레 | 레 미 파 | 미 미 미 미 | 미 파 솔 |

| 참 새 도 | 짹 짹 짹 | 노 래 하 며 | 춤 춘 다 |
| 솔 미 미 | 파 레 레 | 도 미 솔 솔 | 미 미 미 |

✽ 동요를 계이름과 가사로 따로따로 여러 차례 불러 보세요. 노래를 부르다 보면 자신도 모르게 가사와 계이름이 외워질 거예요.

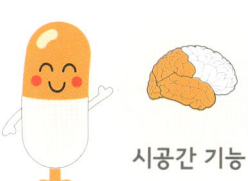

1. 보기 의 각도보다 큰 것을 찾아 (　　) 안에 적어 보세요. (　　)

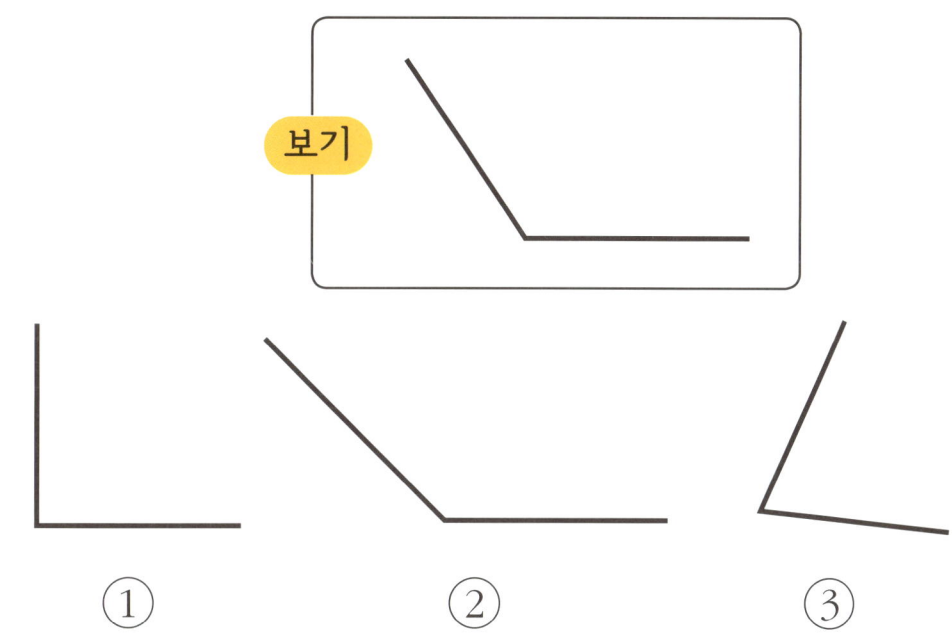

2. 보기 의 각도보다 작은 것을 찾아 (　　) 안에 적어 보세요.
(　　)

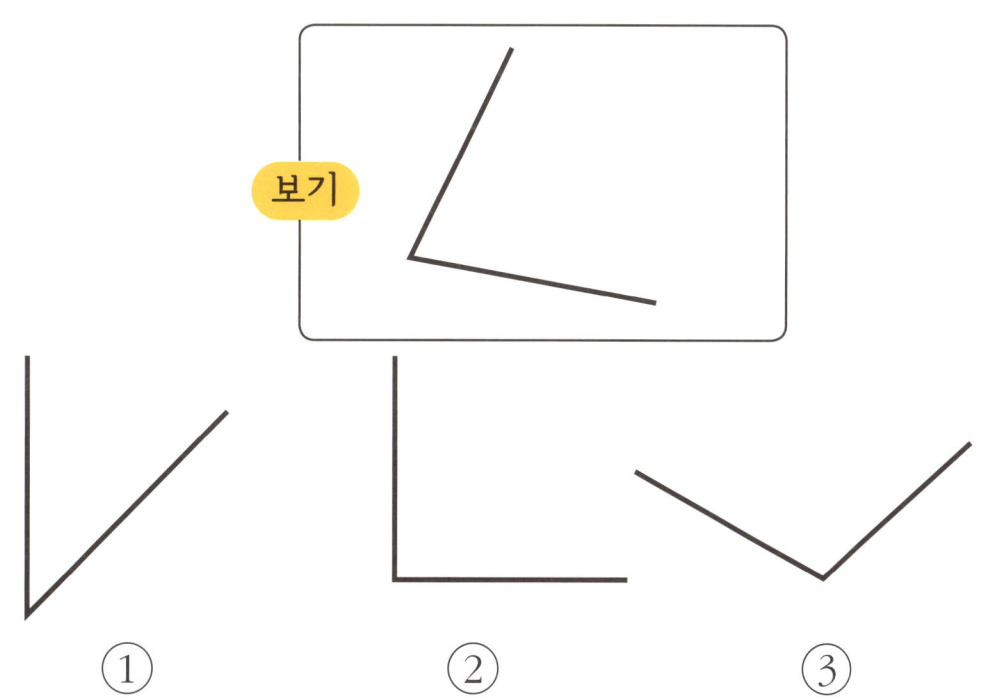

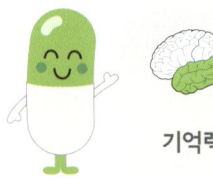 기억력 앞 장(80쪽)에서 외웠던 것을 기억하여 ◯에 알맞은 가사와 계이름을 적어 보세요.

나비야

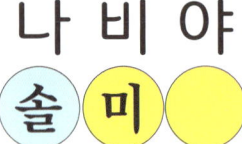
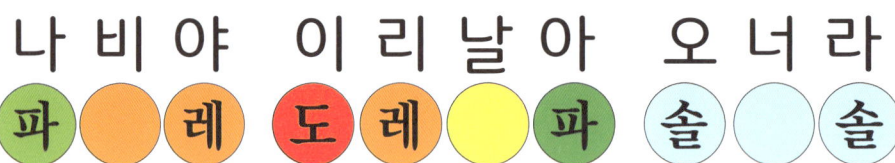

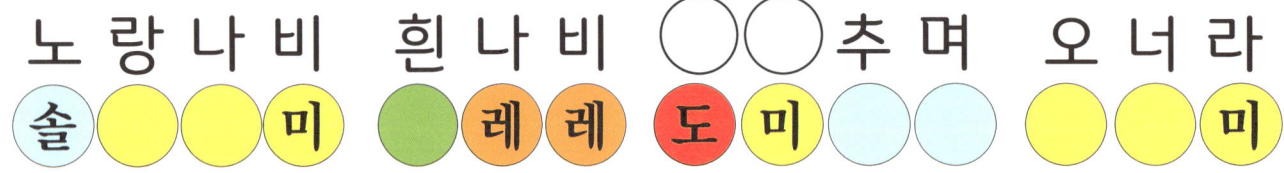

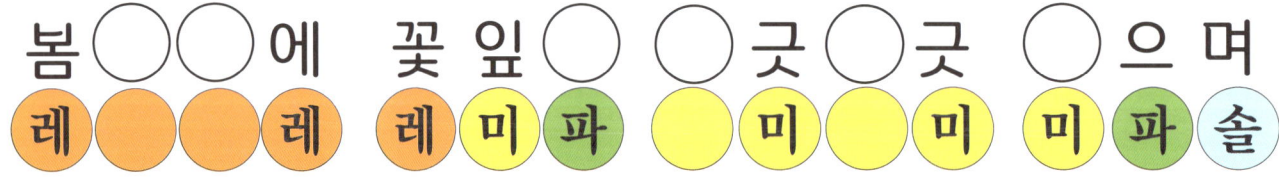

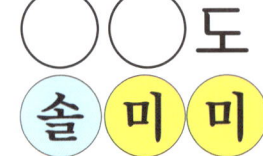
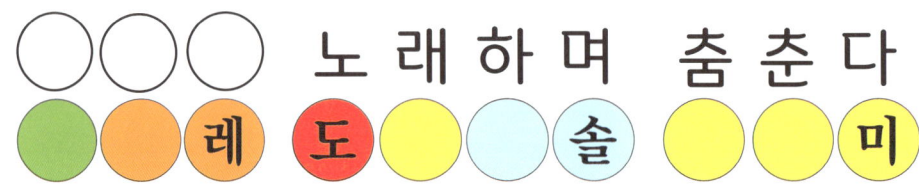

21일

날짜: ____년 ____월 ____일 ____요일 날씨: ____
시작 시각: ____시 ____분   마친 시각: ____시 ____분

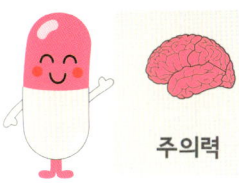
주의력

다음 문제를 풀어 보세요.

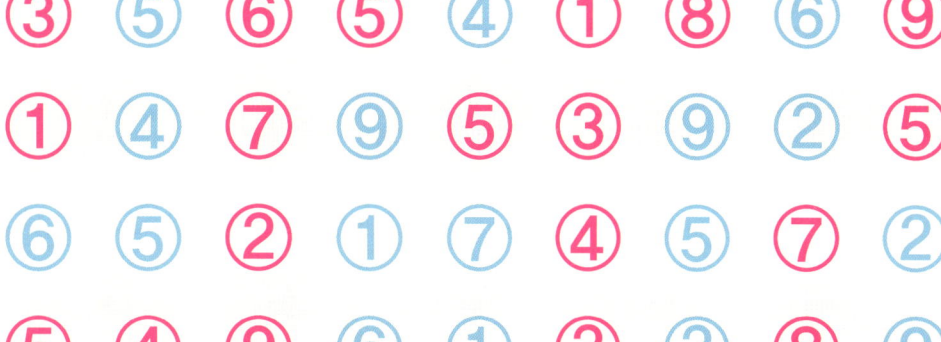

1. 5보다 큰 숫자인 ⭕ 동그라미는 모두 몇 개인가요?
   (   ) 개

2. 4보다 큰 숫자인 ⭕ 동그라미는 모두 몇 개인가요?
   (   ) 개

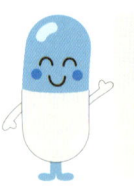 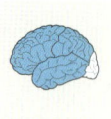

보기와 같이 모음과 자음을 이용하면 여러 낱글자를 만들 수 있습니다. 다음 빈칸에 만들 수 있는 낱글자를 모두 적어 보세요.

보기 ㄱ ㄴ ㅏ → 가 나 간 낙

ㄷ ㅇ ㅓ →

ㅁ ㅂ ㅇ ㅗ →

ㅅ ㄹ ㅗ ㅣ →

시공간 기능

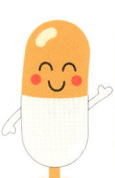

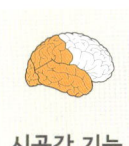

다음 그림에서 이 몇 개 쌓여 있는지 세어 보고 (　　) 안에 개수를 적어 보세요.

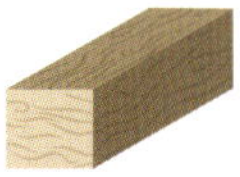

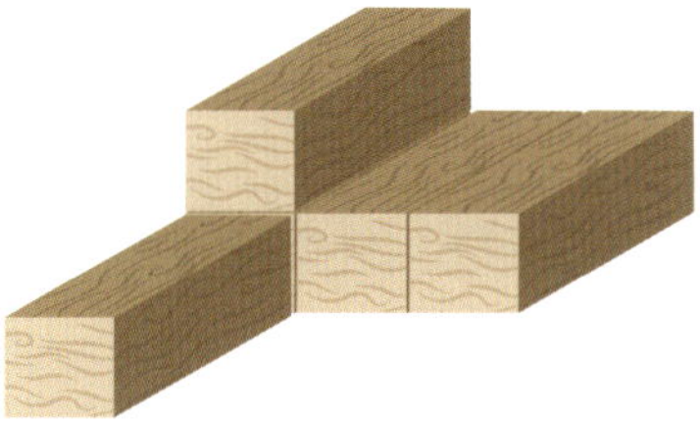

(　　　　) 개

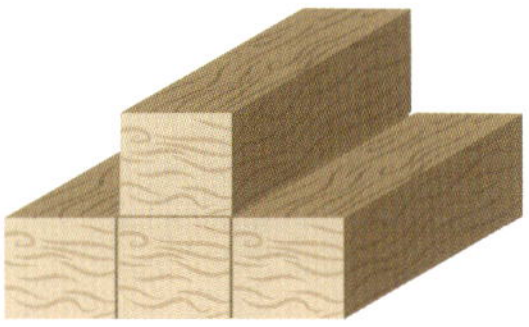

(　　　　) 개

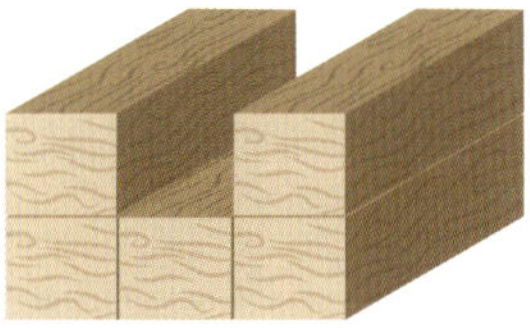

(　　　　) 개

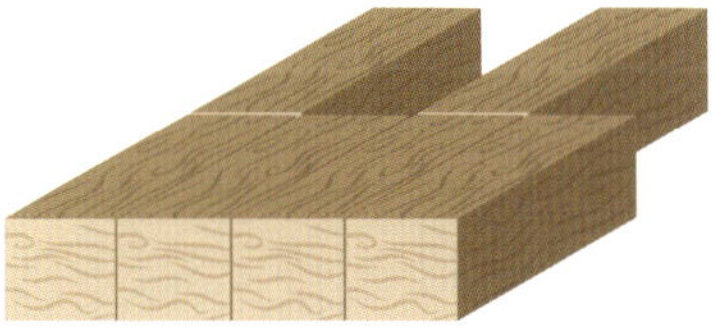

(　　　　) 개

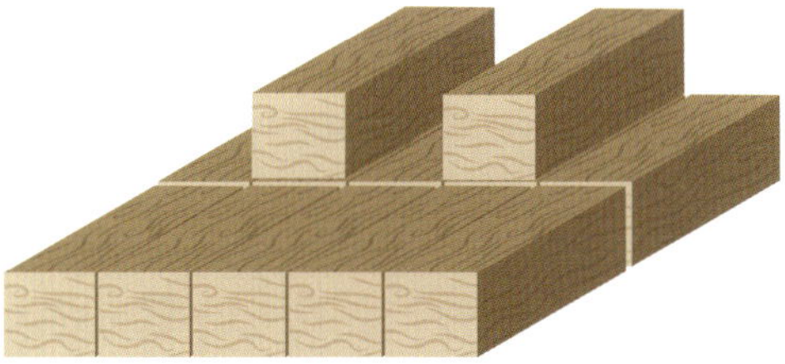

(　　　　) 개

22일

날짜: _____ 년 ___ 월 ___ 일 ___ 요일   날씨: _____
시작 시각: ___ 시 ___ 분   마친 시각: ___ 시 ___ 분

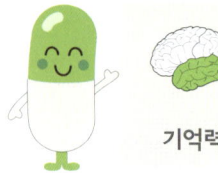
기억력

당신은 중요한 물건을 보관하기 위해 금고를 샀습니다. 아무도 열지 못하게 강력한 암호를 정해야 합니다. 아래의 두 가지 규칙에 맞게 보기 를 참고하여 만들어 빈칸에 적고 외워 두세요.

규칙 1   7자리 암호!

| 한글 | 한글 | 숫자 | 숫자 | 한글 | 숫자 | 숫자 |

규칙 2

같은 글자와 같은 숫자를 중복하여 사용할 수 없음!

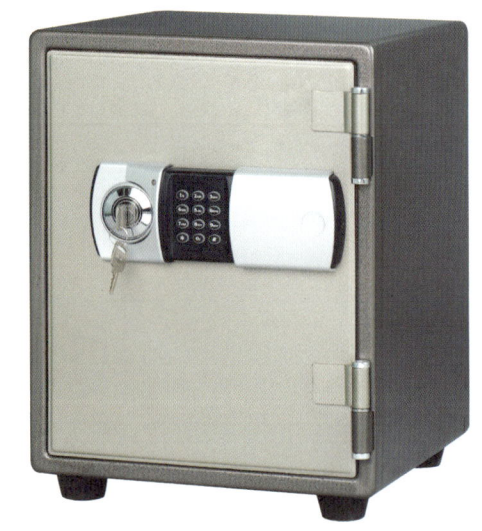

	한글	한글	숫자	숫자	한글	숫자	숫자
보기	복	호	8	9	산	7	2

당신의 암호

✤ 뒷장에서 금고를 열 때 당신의 암호를 사용해야 하므로 반드시 기억해 두세요.

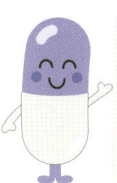 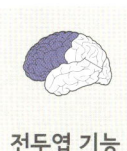

보기 와 같이 제시된 그림들의 공통점을 한 단어로 빈칸에 적어 보세요.

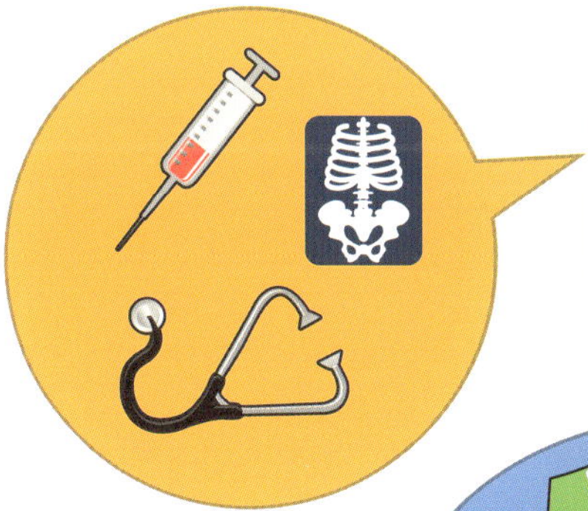

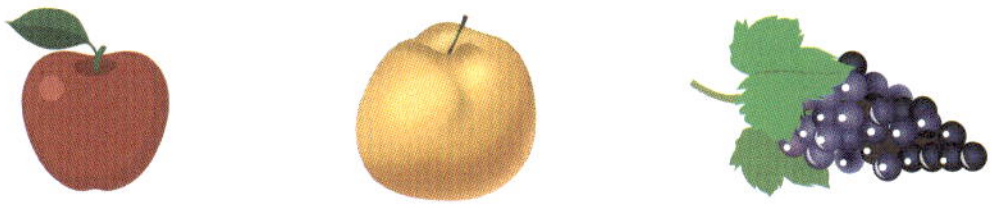

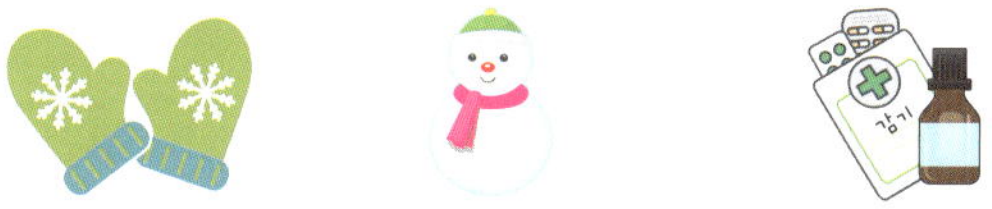

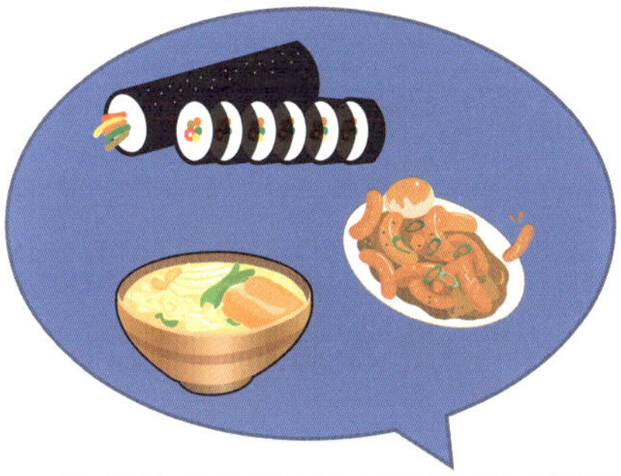

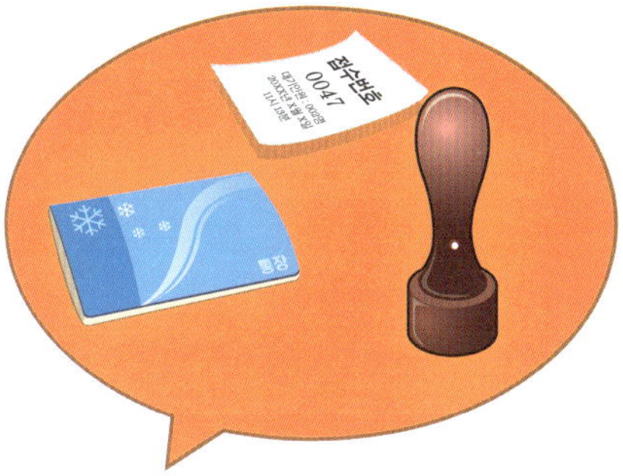

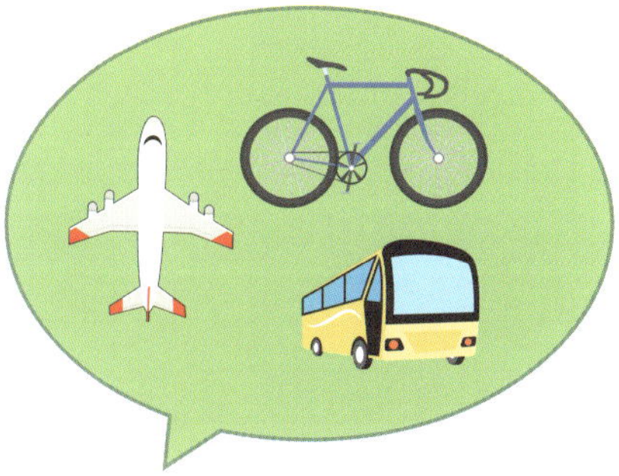

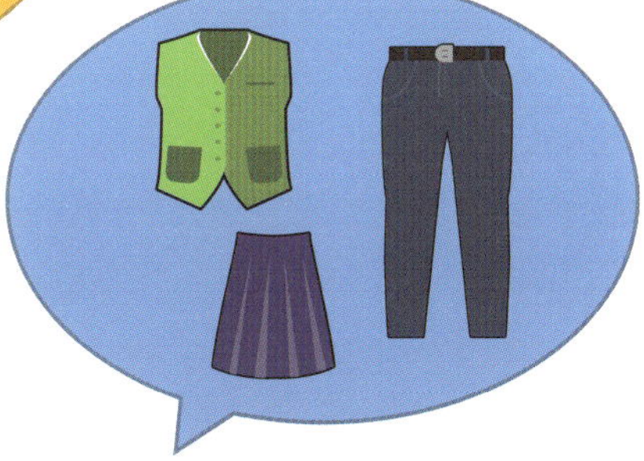

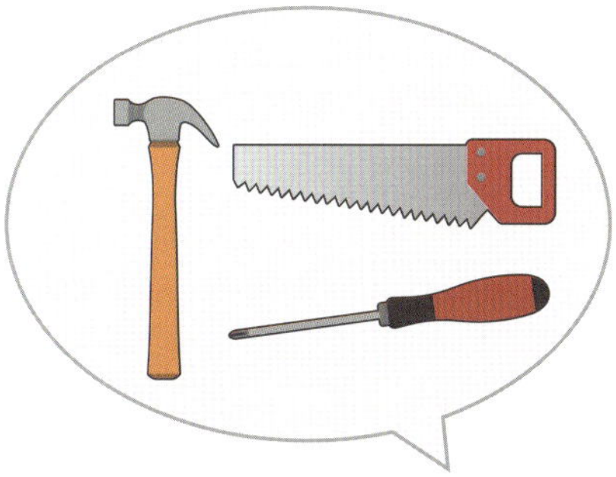

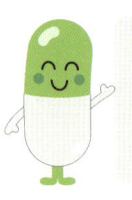 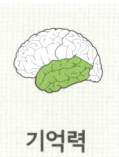

기억력

앞 장(86쪽)에서 당신은 금고에 중요한 물건을 넣고 잠그며 자신만의 암호를 만들었습니다. 기억하시나요? 자, 이제는 금고의 문을 열고 중요한 물건을 꺼내야 합니다. 당신만의 암호를 빈칸에 적어 보세요.

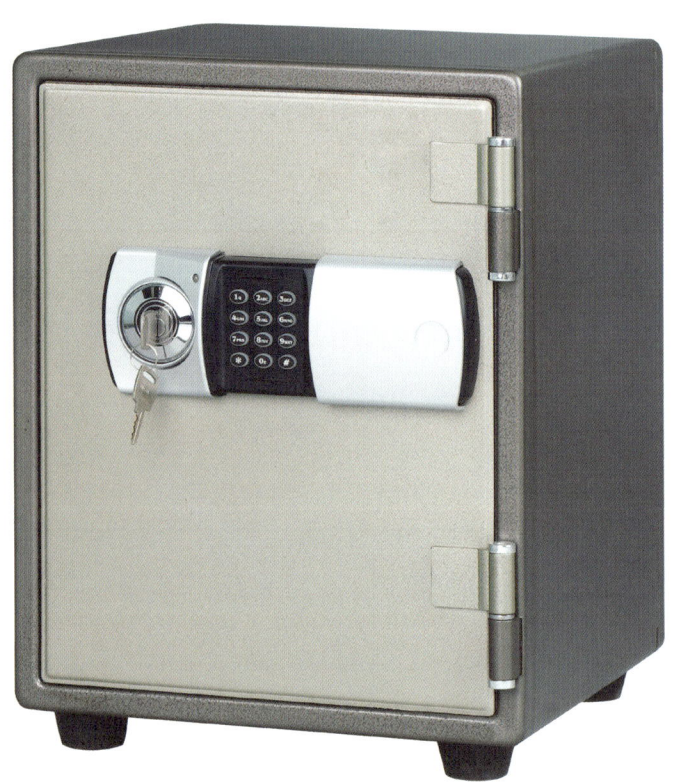

당신의 암호						

23일

날짜: _____ 년 ____ 월 ____ 일 ____ 요일 날씨: _____
시작 시각: ____ 시 ____ 분   마친 시각: ____ 시 ____ 분

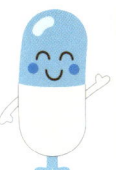 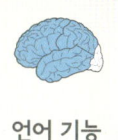
언어 기능

다음 문제를 풀어 보세요. 지시문이 가리키는 이것은? 무엇인지 빈칸에 적어 보세요.

이것은?

- 생명체가 아닙니다.
- 거리에서 쉽게 볼 수 있습니다.
- 보통 2~3가지 색으로 구성되어 있습니다.
- 도로에 설치되어 있습니다.
- 빨간 불일 때는 멈춰야 합니다.
- 세 글자입니다.

☐ ☐ ☐

이것은?

- 생명체입니다.
- 아프리카에 살고 있습니다.
- 갈색의 얼룩점이 있습니다.
- 목이 아주아주 긴 것이 특징입니다.
- 초원에 사는 초식동물입니다.
- 두 글자입니다.

☐ ☐

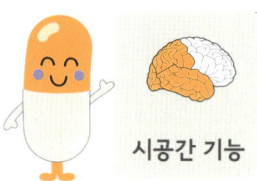

다음에서 김춘자 할머니가 찾고 있는 물건은 무엇인가요? ( )

김춘자 할머니가 물건을 찾고 있습니다. 그 물건은,

- 냉장고 옆 싱크대 위에 있습니다.
- 싱크대 위 도마 옆에 있는 선반에 놓여 있습니다.

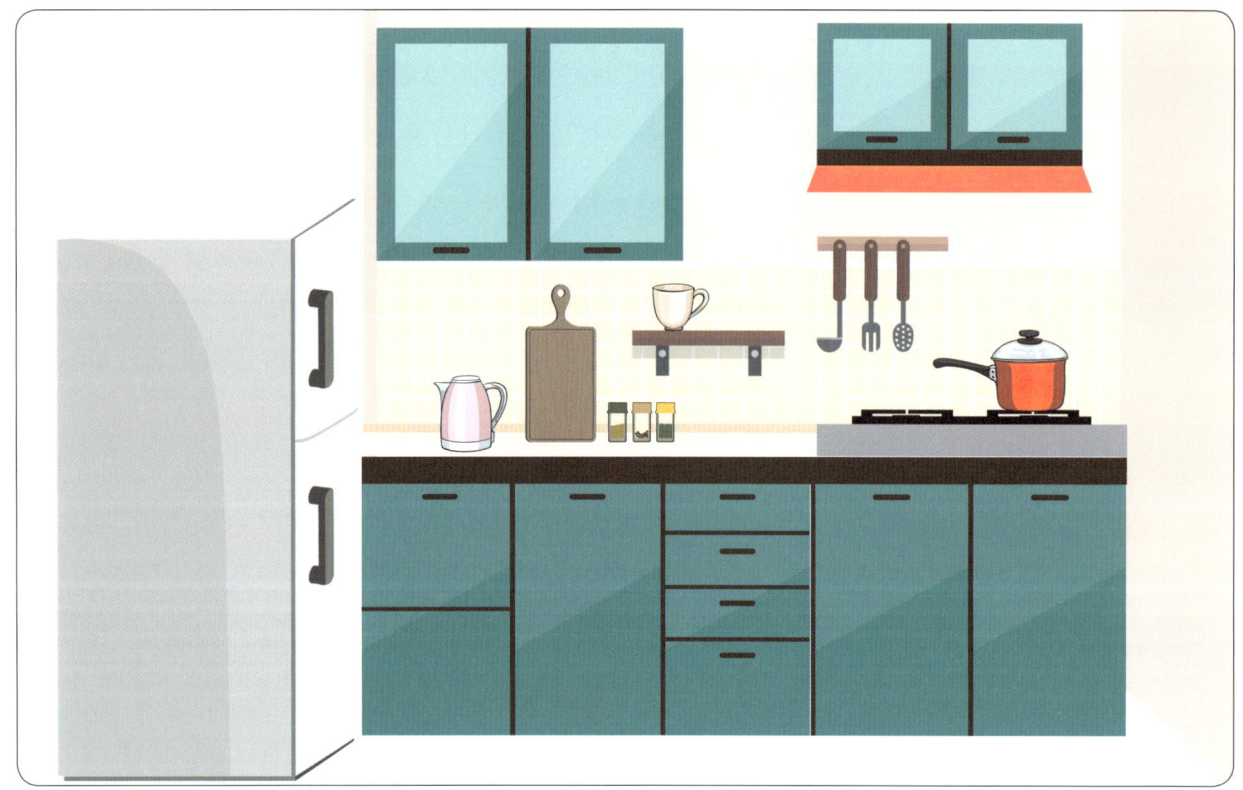

① 냉장고   ② 커피포트   ③ 컵   ④ 도마

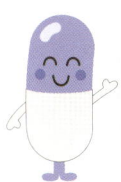 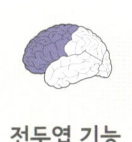

다음을 같은 종류끼리 연결해 보세요.

1. 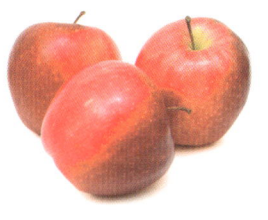   •   • 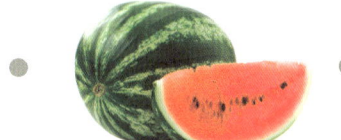   •   • 가전제품

2. 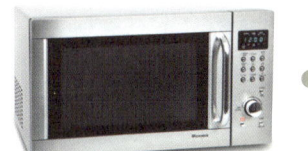   •   • 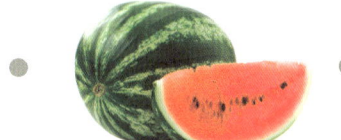   •   • 필기도구

3. 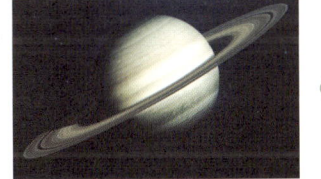   •   • 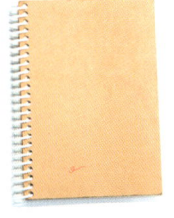   •   • 행성

4. 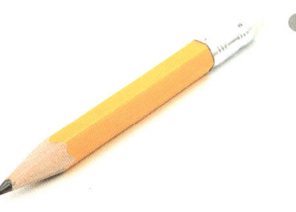   •   • 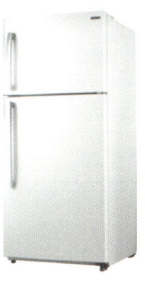   •   • 과일

24일

날짜: _____ 년 _____ 월 _____ 일 _____ 요일 날씨: _____
시작 시각: _____ 시 _____ 분   마친 시각: _____ 시 _____ 분

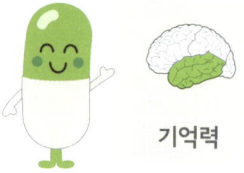
기억력

다음은 제주도의 행정구역과 그곳의 명소를 연결해 놓은 것입니다. 잘 보고 기억해 두세요. 더불어 지도 속 행정구역의 위치도 함께 기억해 보세요.

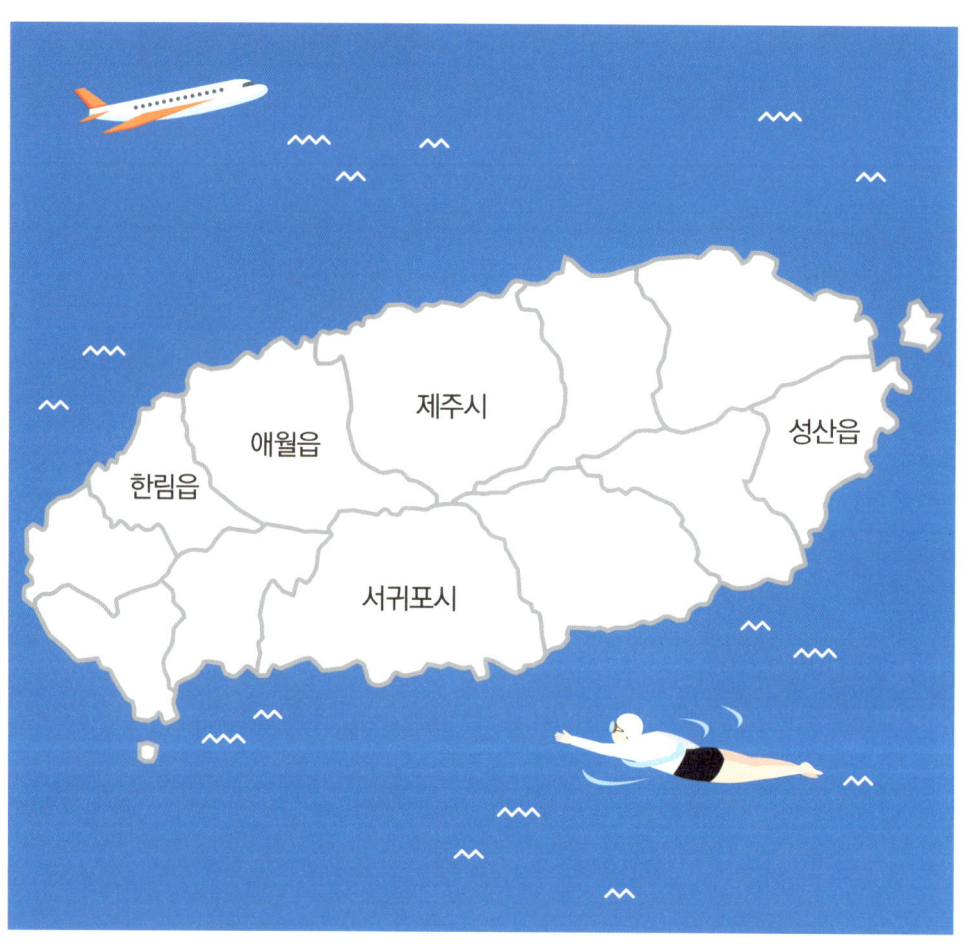

행정구	제주시	서귀포시	애월읍	한림읍	성산읍
명소	한라산	천지연 폭포	곽지 해수욕장	한림 공원	섭지코지

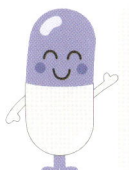 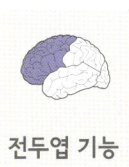 전두엽 기능

다음의 표는 숫자와 동물이 각각 짝을 이루고 있습니다. 동물과 짝을 이루는 숫자를 대입하여 다음 계산 문제를 풀어 보세요.

1	2	3	4	5	6	7	8	9	10	11	12
쥐	소	호랑이	토끼	용	거북	당나귀	양	원숭이	병아리	개	돼지

1. 거북 + 돼지 = (18)   6+12=18

2. 양 + 원숭이 = (   )

3. 소 + 개 = (   )

4. 호랑이 + 병아리 = (   )

5. 쥐 + 원숭이 + 용 = (   )

6. 소 + 토끼 + 소 - 용 = (   )

7. 돼지 + 양 - 호랑이 + 거북 = (   )

8. 당나귀 + 병아리 - 토끼 + 양 = (   )

9. 병아리 + 개 + 거북 - 돼지 = (   )

10. 호랑이 + 당나귀 - 양 + 용 = (   )

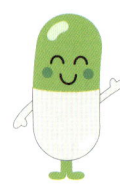 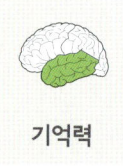

앞 장(92쪽)에서 외웠던 제주도의 행정구역과 명소를 떠올리면서 다음 문제들을 풀어 보세요.

1. 제주시의 명소는 어디입니까?

(   )

2. 섭지코지는 어느 행정구역의 명소입니까?

(   )

3. 다음 그림의 빈칸에 해당하는 행정구역의 명소는 몇 번입니까? (   )

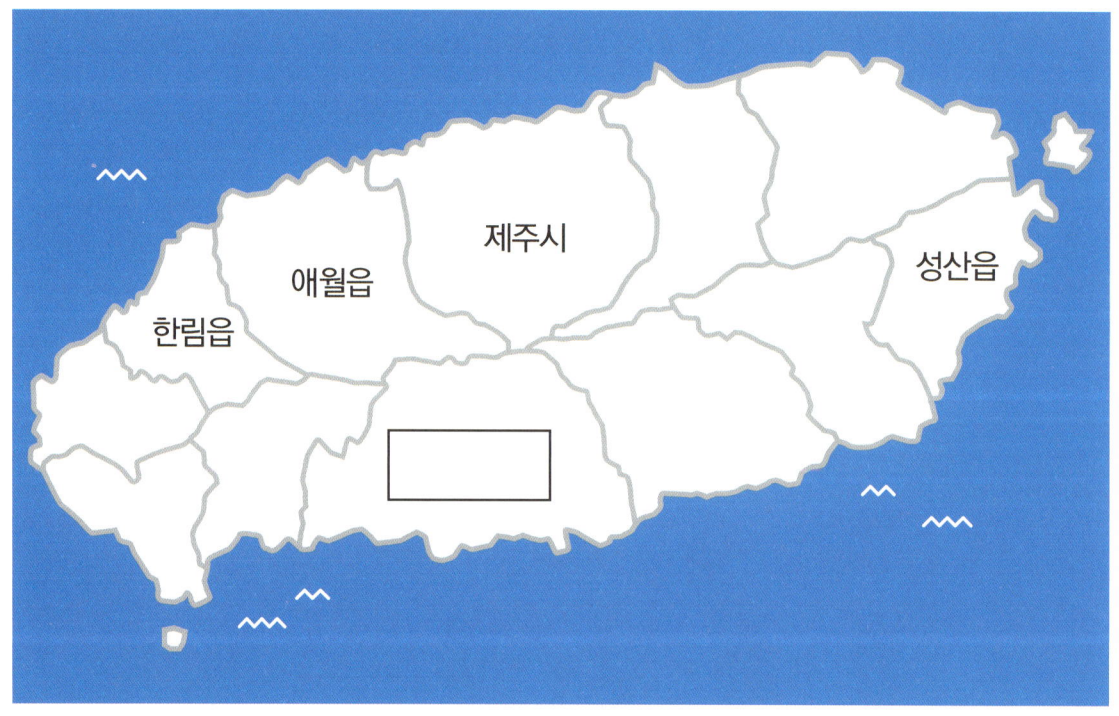

① 한림 공원   ② 천지연 폭포

③ 곽지 해수욕장   ④ 성산일출봉

25일

날짜: _____년 ___월 ___일 ___요일   날씨: _____
시작 시각: ___시 ___분   마친 시각: ___시 ___분

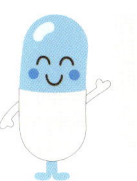 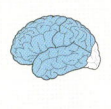
언어 기능

다음을 읽고 문제를 풀어 보세요.

1. ● 두 짝을 한데 붙였다 떼었다 합니다.
   ● 구멍이 있습니다.
   ● 한 손으로는 채우기 어렵습니다.
   ● 옷에 달려 있습니다.

   이것은 무엇일까요? (   )

2. ● 흰색이기도 하고, 회색이기도 합니다.
   ● 움직입니다.
   ● 이것이 많으면 하늘이 어두워집니다.
   ● 뭉게___, 새털___, 양떼___, 먹___ 등
   ● 다양한 이름이 있습니다.

   이것은 무엇일까요? (   )

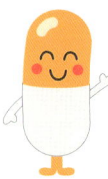 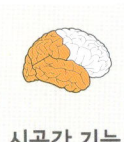

1. 다음 그림에서 제일 밑에 있는 성냥개비부터 순서대로 ( ) 안에 번호를 적어 보세요.

( ) - ( ) - ( ) - ( ) - ( ) - ( )

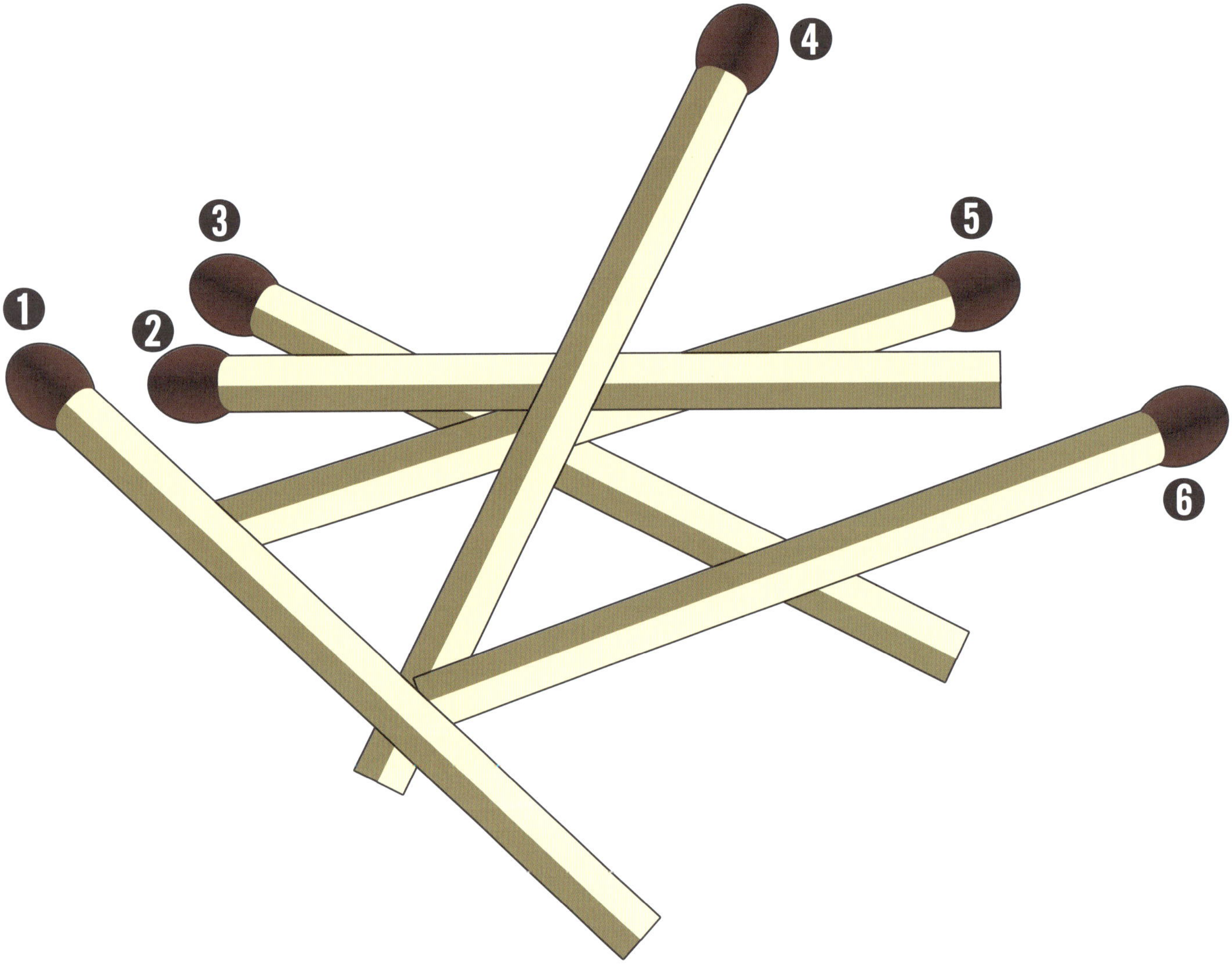

2. 제일 밑에서 두 번째인 성냥개비는 몇 번인가요?

( ) 번

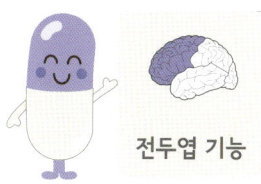

다음에는 1.5리터 주스 병이 3개 있습니다. 두 병에는 1.5리터가 담겨 있고, 나머지 한 병에는 주스가 1/3만 담겨 있습니다. 7명에게 똑같이 주스를 나눠줄 예정입니다.

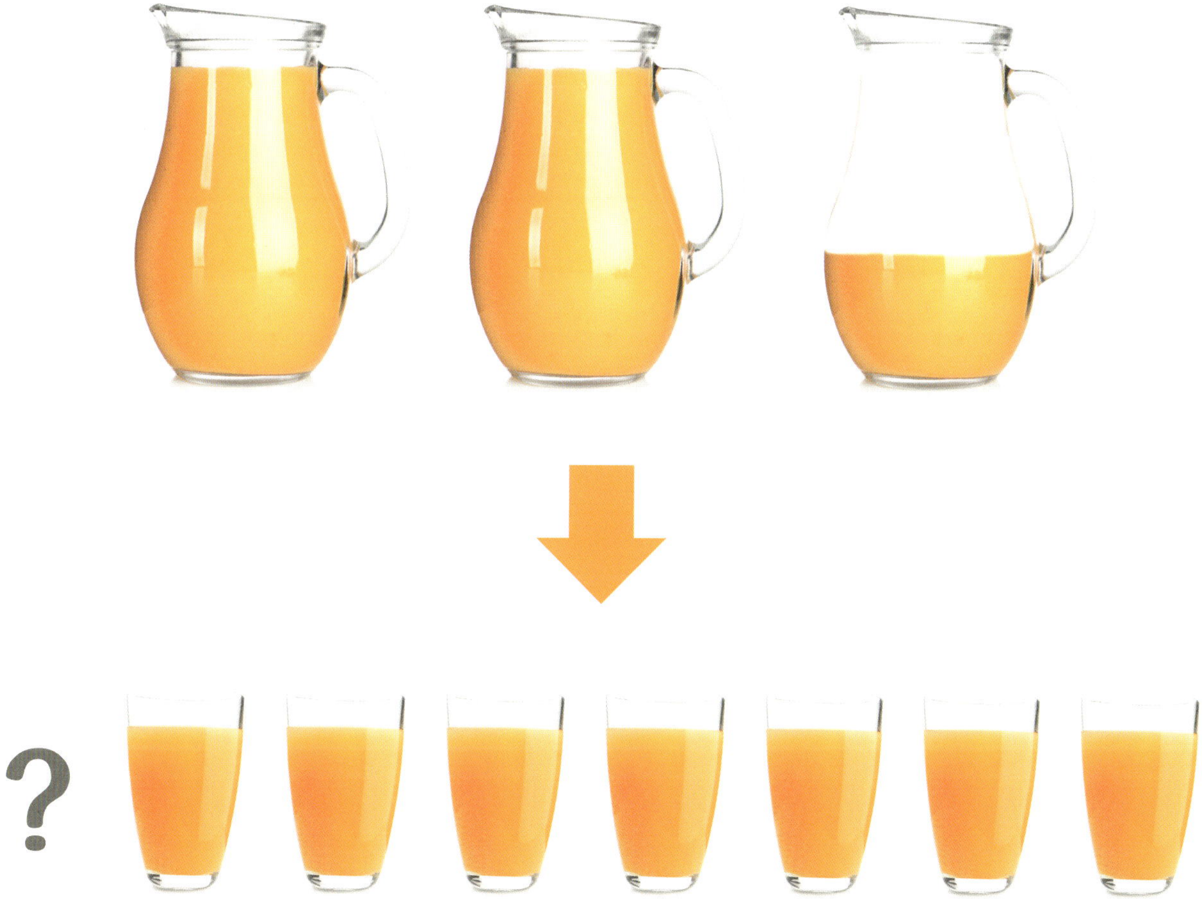

■ 일인당 몇 리터의 주스를 나눠줄 수 있나요?

(   ) 리터

26일

날짜: _____ 년 __ 월 __ 일 __ 요일   날씨: _____
시작 시각: __ 시 __ 분   마친 시각: __ 시 __ 분

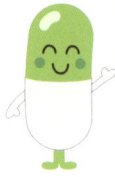
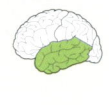
기억력

다음은 일주일간의 일기예보입니다. 요일별 날씨를 기억해 두세요.

일	월	화	수	목	금	토
☂	☁	☁	⛅	☀	☀	☁

✤ 시간의 흐름에 따라 날씨가 어떻게 변하는지 추이를 살펴보세요. 예를 들어 "수요일부터는 날씨가 개는구나"라는 식으로 파악하면 더욱 쉽게 기억할 수 있답니다.

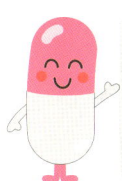 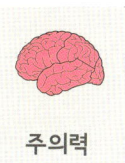

다음은 숫자와 색이 짝지어 있습니다. 숫자와 짝이 되는 색을 찾아 선으로 연결해 보세요.

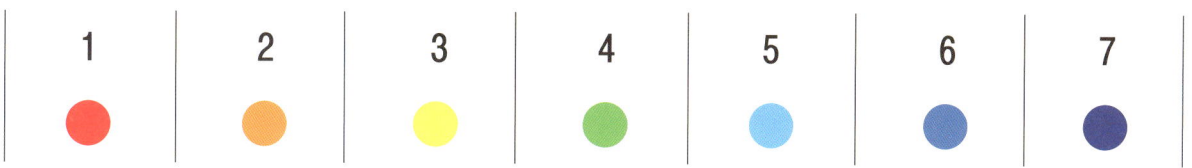

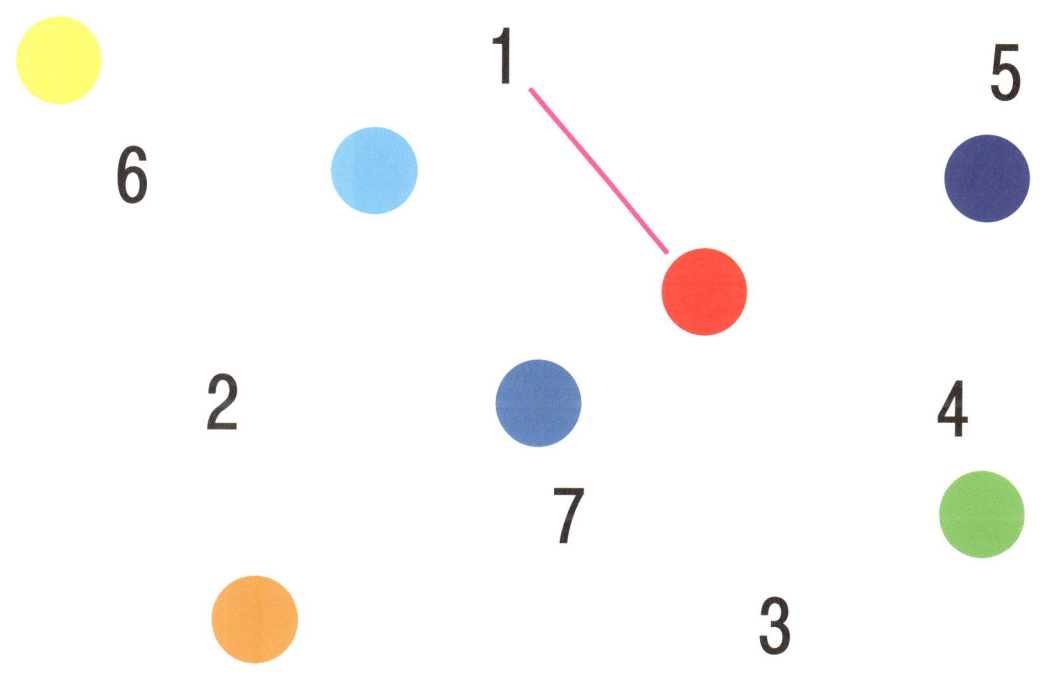

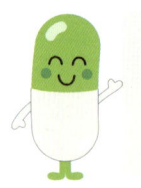 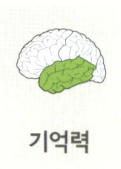

기억력

앞 장(98쪽)에서 암기한 일주일간의 일기예보를 떠올리며 다음 문제를 풀어 보세요.

1. 수요일의 날씨는 어땠나요? (   )

① 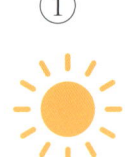   ②    ③    ④

2. 토요일의 날씨는 어땠나요? (   )

① 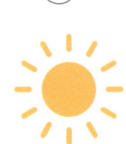   ② 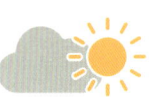   ③    ④

3. 일요일의 날씨는 어땠나요? (   )

①    ②    ③    ④

27일

날짜: _____ 년 ___ 월 ___ 일 ___ 요일   날씨: _____
시작 시각: ___ 시 ___ 분   마친 시각: ___ 시 ___ 분

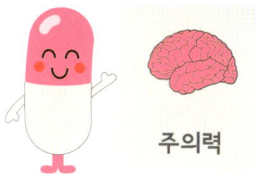

다음 상자 속 숫자들을 잘 보고 아래의 질문에 해당하는 답에 ○ 표시해 보세요.

15	52	58	90	36	85	68
29	56	36	37	19	46	82
81	67	28	23	50	86	94
10	42	62	76	32	69	87
31	72	59	80	35	51	25
11	38	12	47	83	21	77
24	71	65	22	41	18	53
14	45	39	88	13	20	66

1. 18은 무슨 색깔일까요?

2. 12는 무슨 색깔일까요?

3. 35는 무슨 색깔일까요?

4. 65는 무슨 색깔일까요?

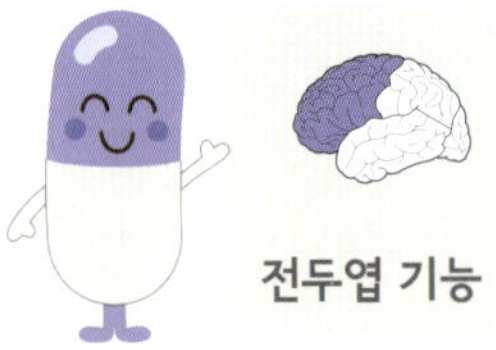

다음에서 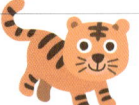, 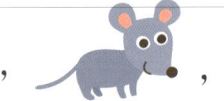 은(는) 일정한 규칙에 따라 (가)▶(마)로 이동합니다.

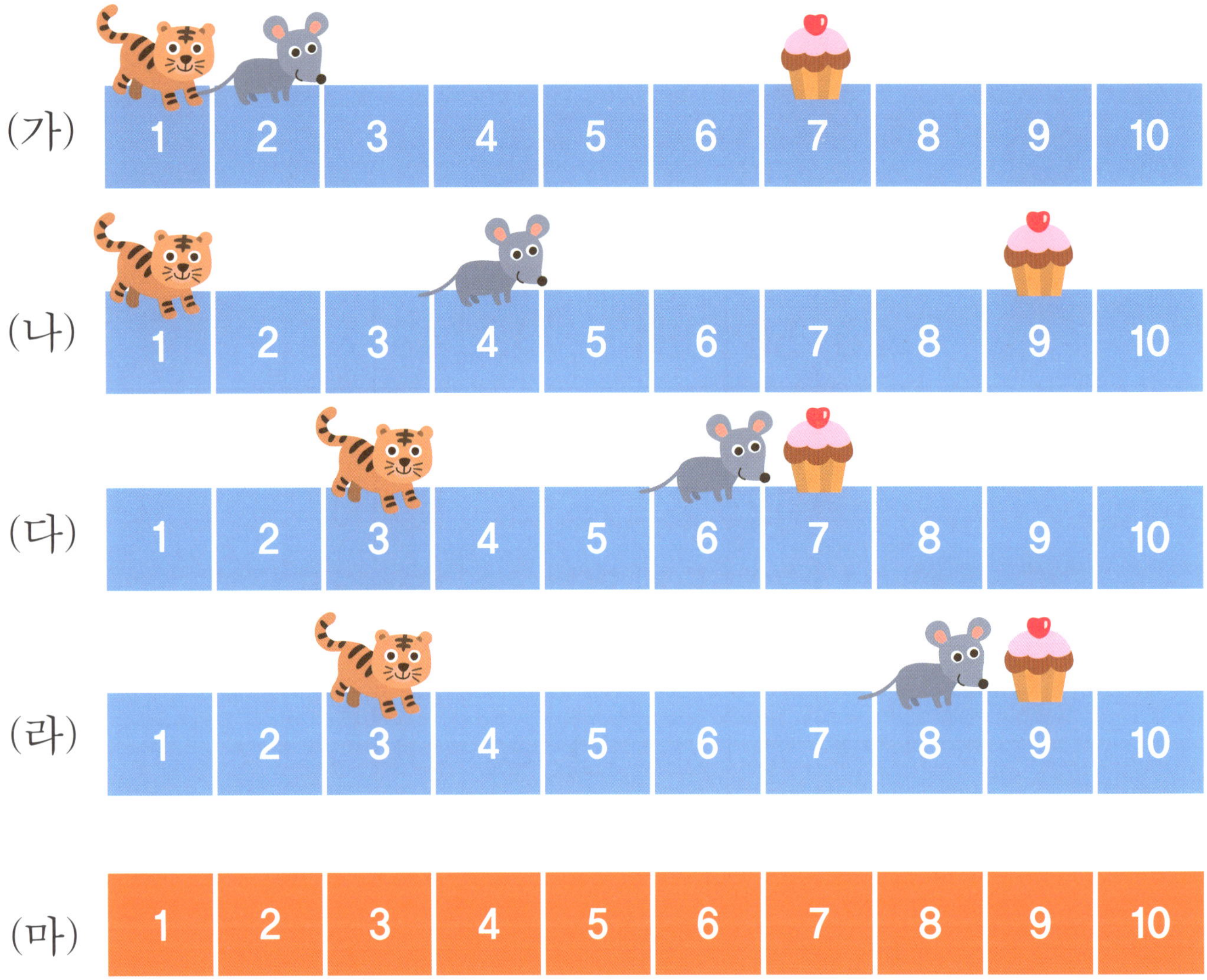

(가) 호랑이 1칸, 쥐 2칸, 컵케이크 7칸
(나) 호랑이 1칸, 쥐 4칸, 컵케이크 9칸
(다) 호랑이 3칸, 쥐 6칸, 컵케이크 7칸
(라) 호랑이 3칸, 쥐 8칸, 컵케이크 9칸
(마)

1. (마)에서  🐯 는 몇 번째 칸에 있을까요? (   )

2. (마)에서  🐭 는 몇 번째 칸에 있을까요? (   )

3. (마)에서 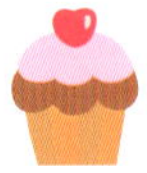 🧁 는 몇 번째 칸에 있을까요? (   )

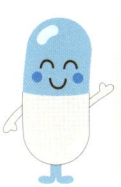 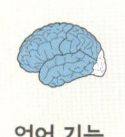

언어 기능

다음 제시된 동사나 형용사를 보기 와 같이 다른 형태로 바꾸어 보세요. 각 단어당 4개씩 적어 보세요.

보기

가다 — 가고 — 가서 — 가니 — 갑니다 — 가자 — 갈것이다 — 가겠다 — 가노라 — 갈까? — 갑시다 — 가면 — 간다면 ……

예쁘다

주다

좋다

바쁘다

28일

날짜: ____년 ____월 ____일 ____요일 날씨: ____
시작 시각: ____시 ____분   마친 시각: ____시 ____분

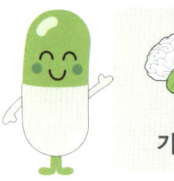 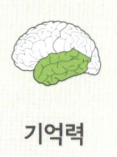
기억력

다음 노란 메모지에 오늘 시장에서 사야 할 것을 적었습니다. 아래 글을 읽고 답을 적어 보세요.

바지 가지 마늘
 조개
   고등어
새우   배추
    모자
 치마

시장에 가면 채소 가게 ➡ 생선 가게 ➡ 옷 가게를 차례로 지나게 됩니다. 각 가게에서 사야 할 물건의 이름을 적고, 기억해 보세요.

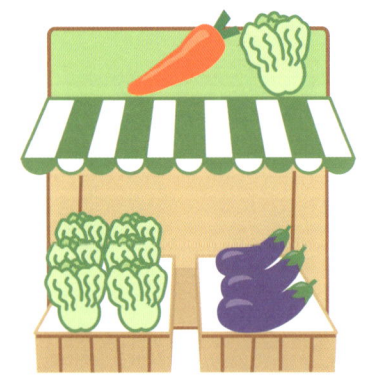 ➡ 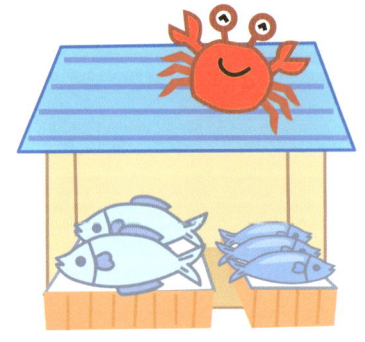 ➡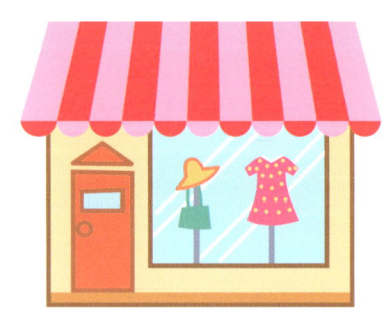

① _____   ① _____   ① _____
② _____   ② _____   ② _____
③ _____   ③ _____   ③ _____

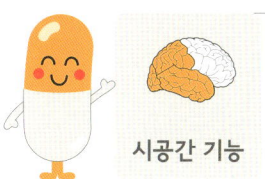

다음 보기 와 같이 오른쪽으로 90도씩 회전된 글자를 빈칸에 적어 보세요. 종이를 돌리지 말고, 머릿속에서 회전된 글자의 모양을 떠올려 적어 보세요.

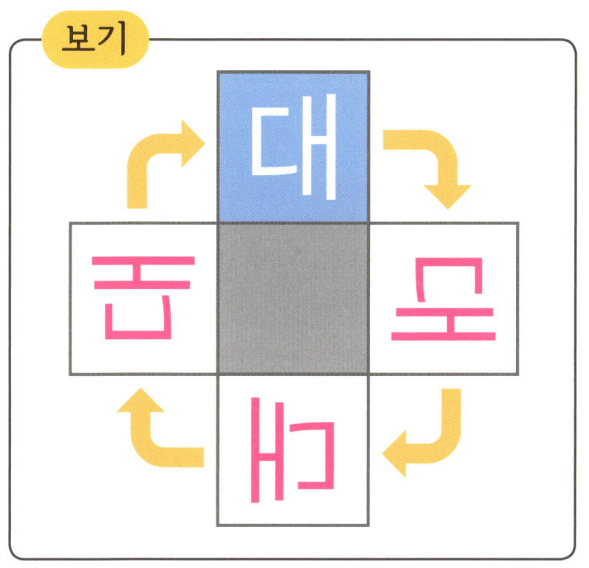

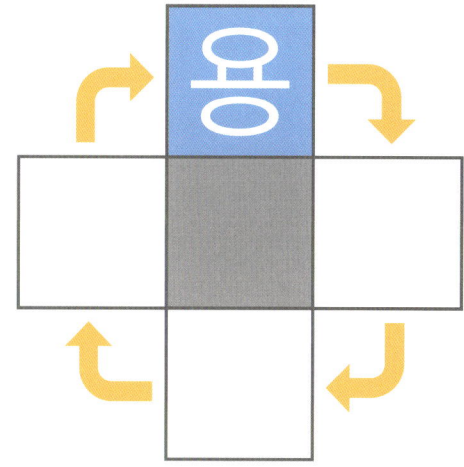

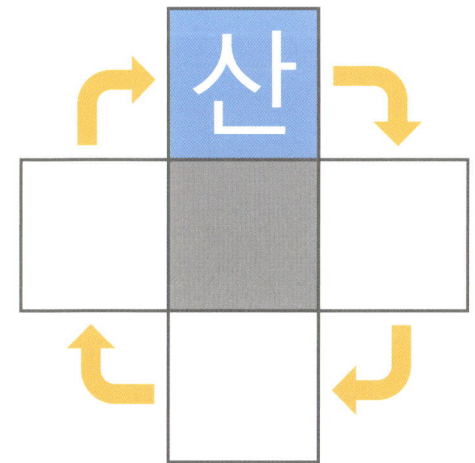

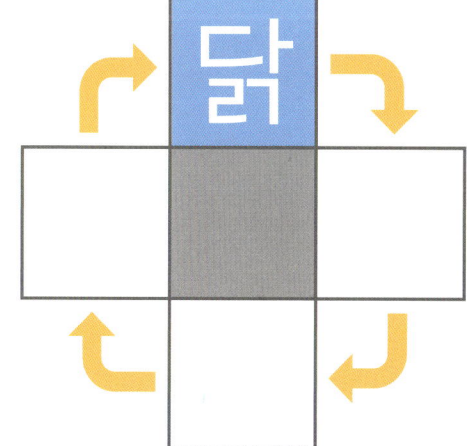

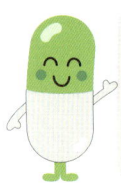 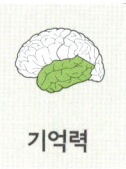
기억력

앞 장(104쪽)에서 어떤 가게에서 어떤 물건을 사야하는지 암기했습니다. 답을 적어 보세요.

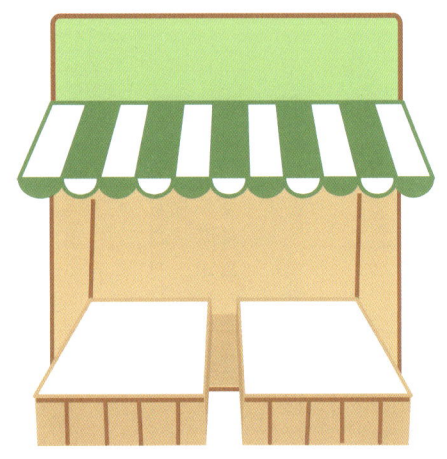

채소 가게

① _____
② _____
③ _____

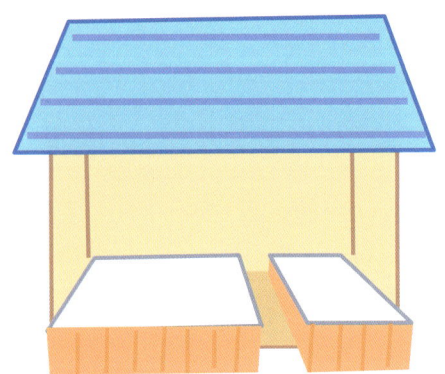

생선 가게

① _____
② _____
③ _____

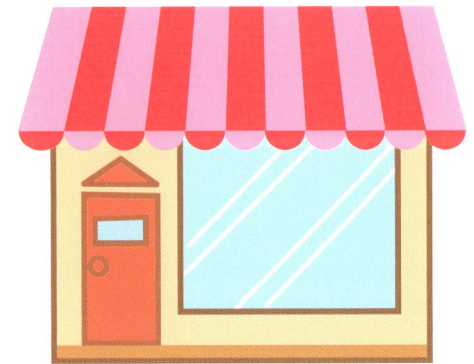

옷 가게

① _____
② _____
③ _____

29일

날짜: ___년 ___월 ___일 ___요일 날씨: ___
시작 시각: ___시 ___분   마친 시각: ___시 ___분

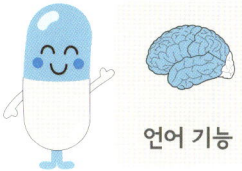
언어 기능

다음 표의 가로줄과 세로줄에 숨어 있는 꽃과 나무 이름을 **보기** 와 같이 표시해 보세요. 그리고 모두 몇 개인지 **보기** 를 제외한 개수도 적어 보세요.

(   ) 개

자	파	해	치	모	란	지	포
말	덧	바	안	참	산	수	유
일	종	라	무	나	간	개	자
안	내	기	궁	진	달	래	소
개	리	왕	화	채	코	섬	밀
꽃	막	개	나	송	스	홀	철
철	은	명	사	화	모	자	쭉
장	미	질	언	김	스	석	탕

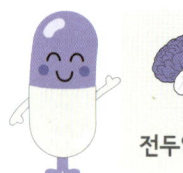 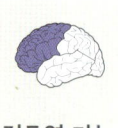

전두엽 기능

? 에 들어갈 그림이 무엇인지 찾아 ○ 표시해 보세요.

1.

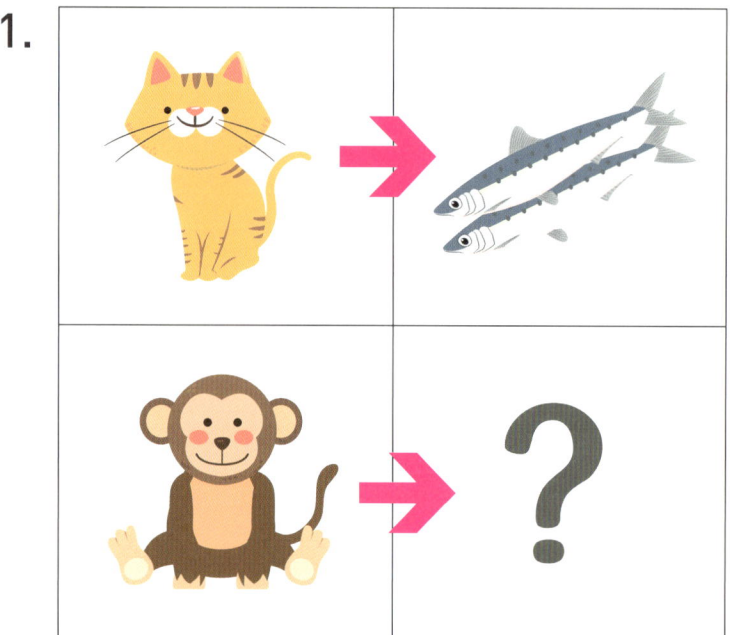

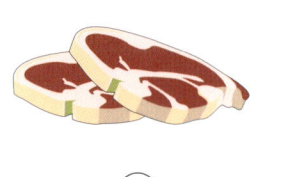 ①   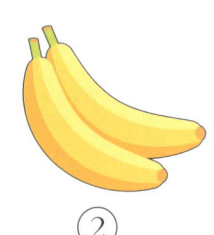 ②

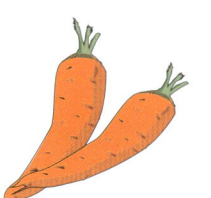 ③   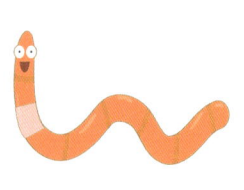 ④

2.

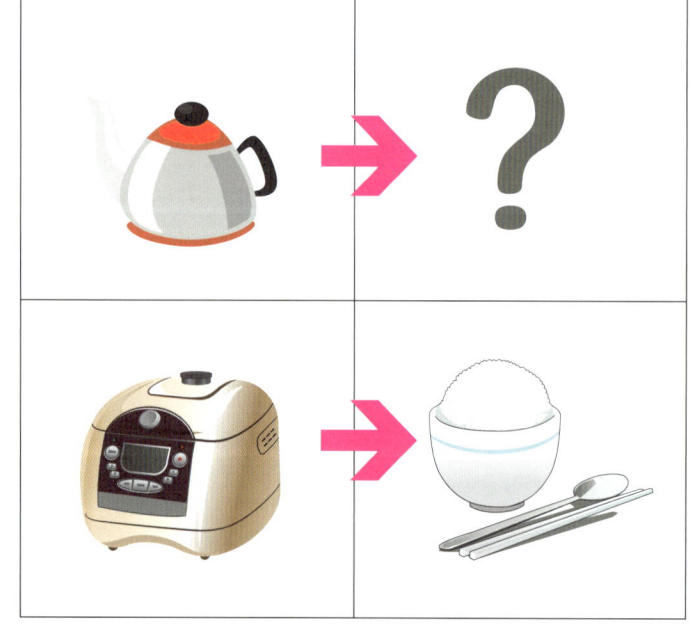

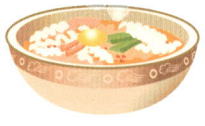 ①   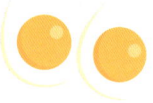 ②

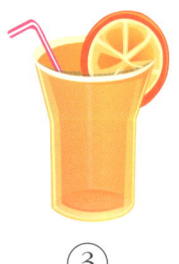 ③   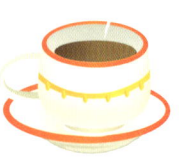 ④

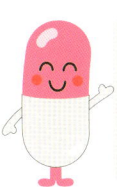 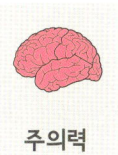

다음 4개의 그림 중에서 모양이 다른 그림 하나를 찾아 ◯ 표시해 보세요.

1.

① 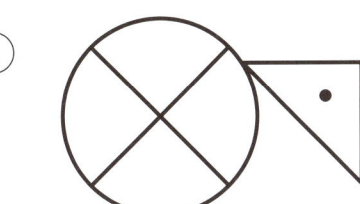　②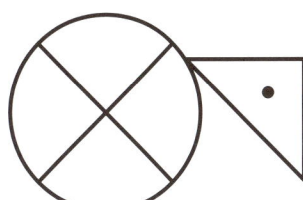

③ 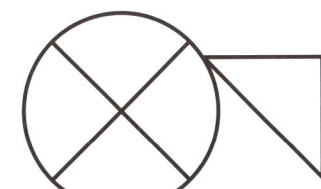　④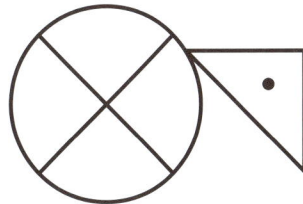

2.

① 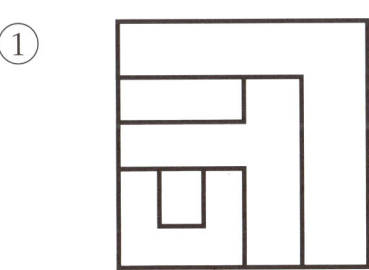　②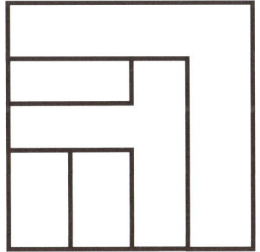

③ 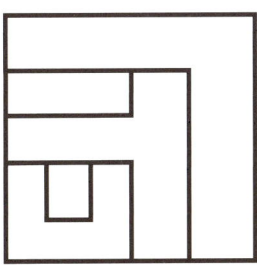　④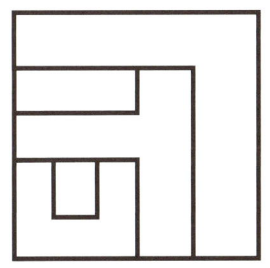

30일

날짜: _____ 년 _____ 월 _____ 일 _____ 요일   날씨: _____
시작 시각: _____ 시 _____ 분   마친 시각: _____ 시 _____ 분

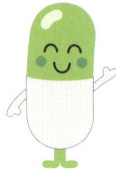 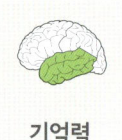
기억력

다음 그림에는 동물들이 연주를 하고 있습니다. 각각의 동물들이 어떤 악기를 연주하고 있는지 잘 기억해 두세요.

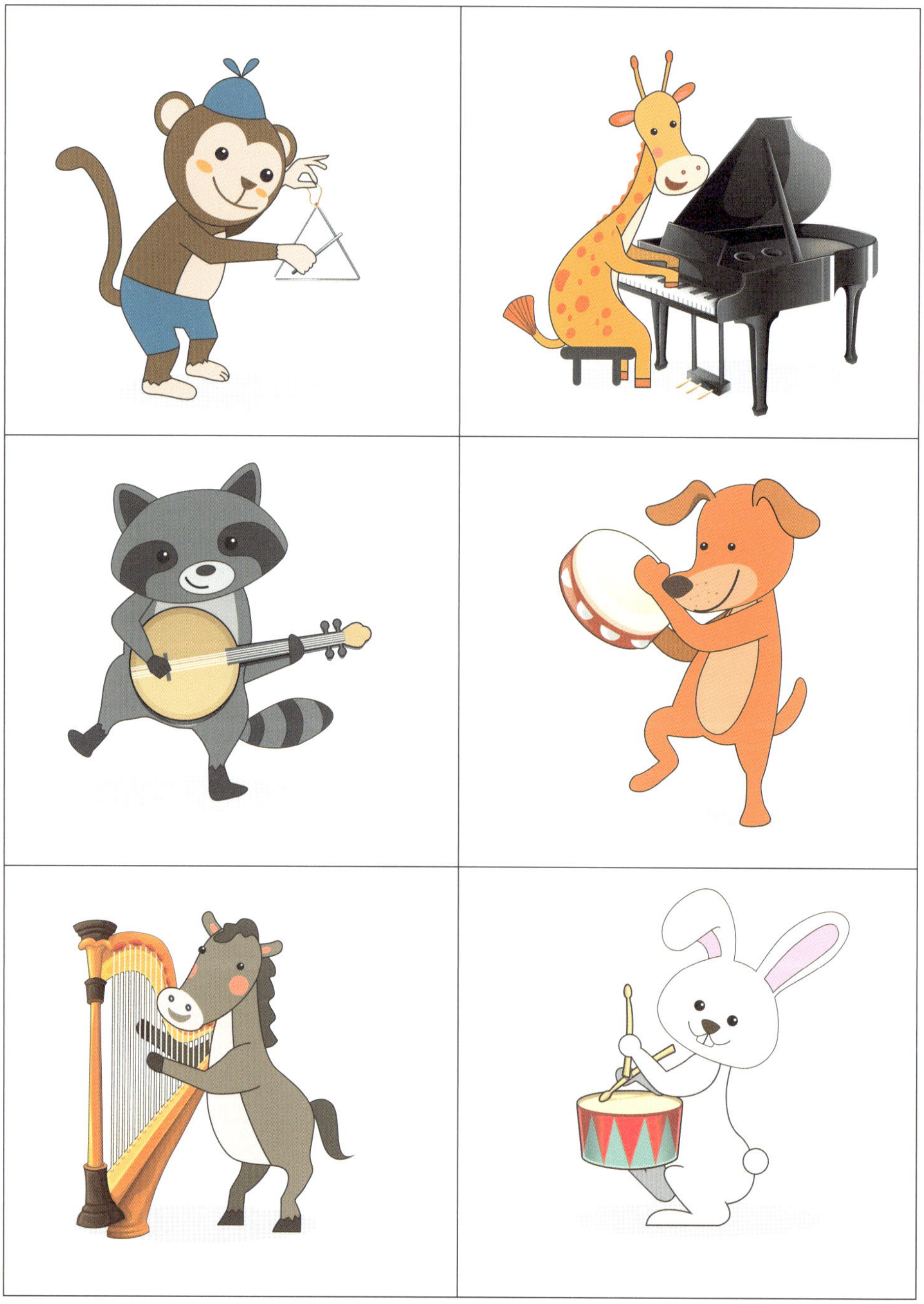

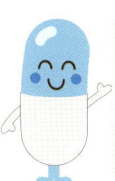 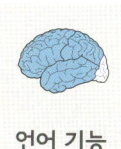

언어 기능

다음에서 보기 처럼 비슷한 의미를 가진 2개의 단어를 찾아 (　) 안에 적어 보세요.

즐겁다	여름	기쁘다
봄	곤란하다	아버지
언니	슬프다	난감하다
하계	쉽다	누이

보기 (곤란하다 / 난감하다)

1. (　　　　　／　　　　　)

2. (　　　　　／　　　　　)

3. (　　　　　／　　　　　)

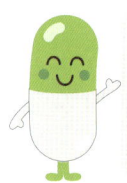 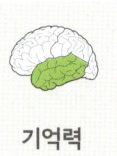

기억력

앞 장(110쪽)에서 본 동물 그림을 떠올리며, 각각의 동물들이 무슨 악기를 연주했는지 보기 처럼 ○ 표시해 보세요.

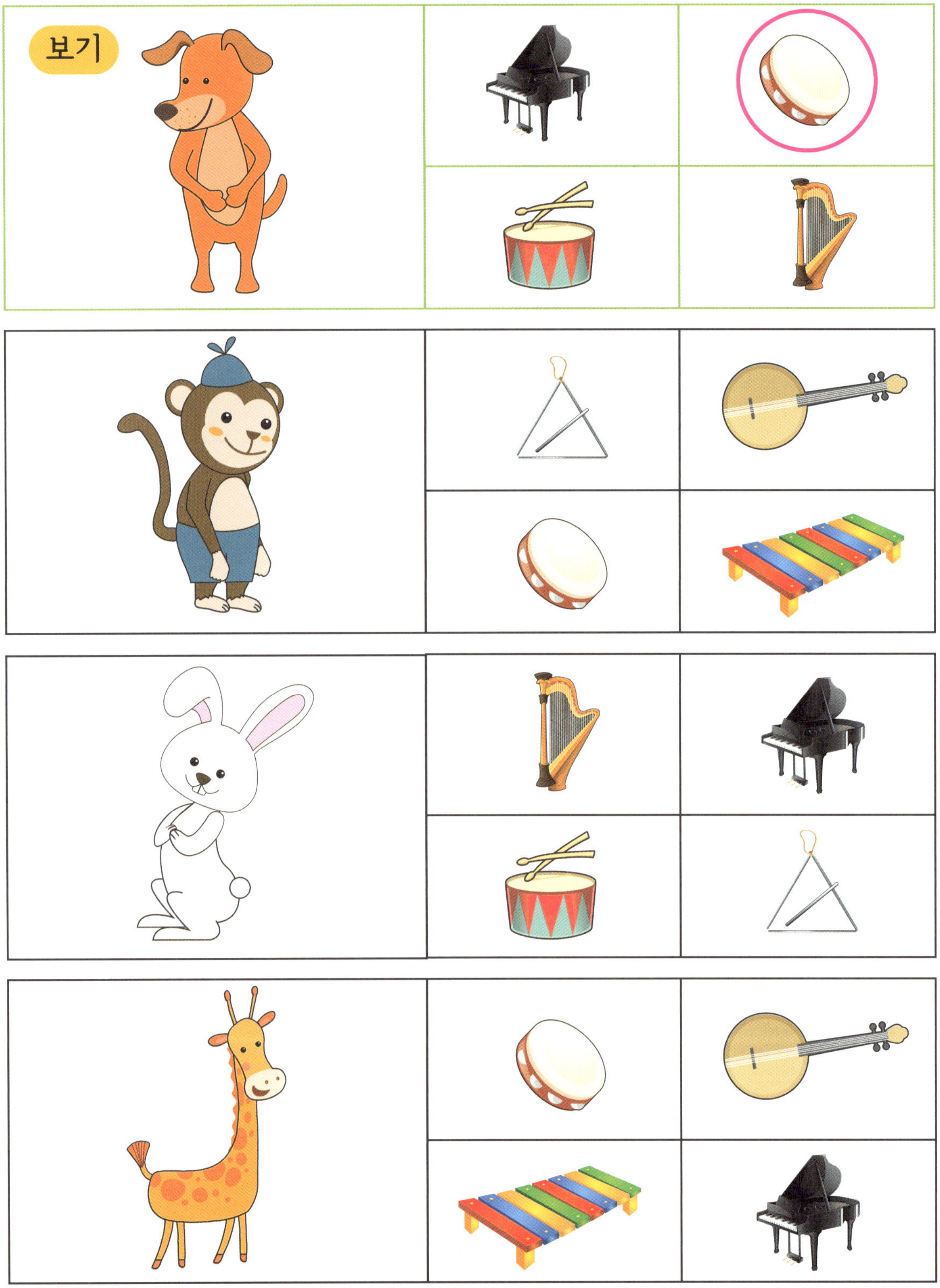

매일매일 뇌의 근력을 키우는 치매 예방 문제집

365 Brain Fitness
365 브레인 피트니스

정 답

1일

날짜: 년 월 일 요일 날씨:
시작 시각: 시 분 마친 시각: 시 분

보기를 참고하여 아래 문제를 풀어 보세요. 다음 표의 숫자들은 규칙적으로 반복되어 적혀있습니다. 빈칸에 알맞은 숫자를 적어 보세요.

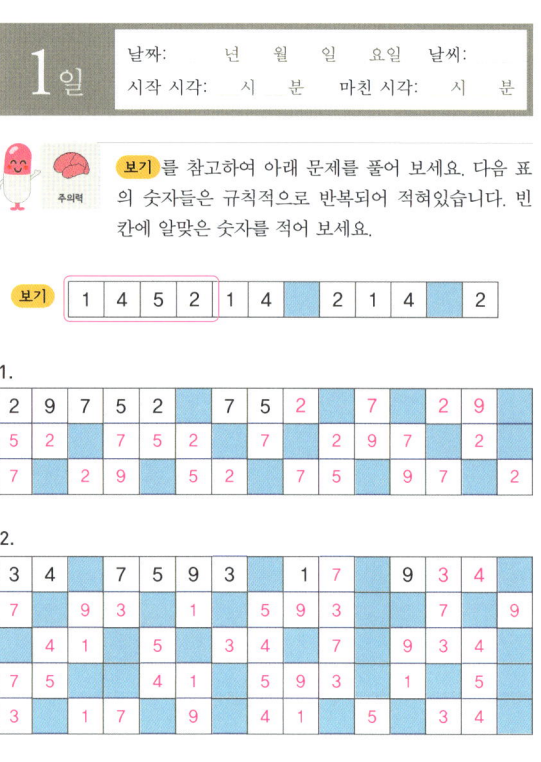

다음 문제를 풀어 보세요. (언어 기능)

1. 다음 중 잘못된 표현을 찾아 ( ) 안에 적어 보세요. (**4**)

   ① 우승 팀을 가리다.
   ② 잘잘못을 따지다.
   ③ 책을 읽다.
   ④ 낮으로 손을 베이다.

2. 다음 문장에 공통으로 들어갈 동사를 빈칸에 적어 보세요.

   • 줄이 _____.
   • 다리가 _____.
   • 식수가 _____.
   • 인연이 _____.

   끊어지다

다음 문제를 풀어 보세요. (시공간 기능)

1. 다음에서 원의 크기가 큰 순서대로 숫자를 빈칸에 적어 보세요.

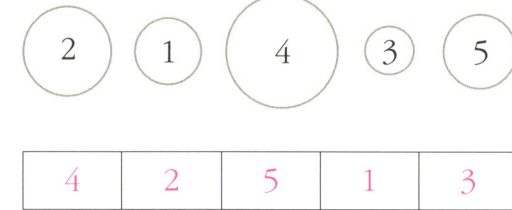

2. 다음에서 원의 크기가 작은 순서대로 숫자를 빈칸에 적어 보세요.

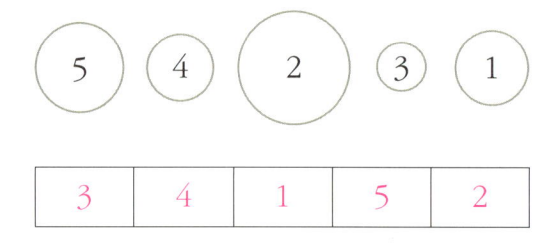

2일

날짜: 　　년　　월　　일　　요일　날씨:
시작 시각: 　　시　　분　마친 시각: 　　시　　분

 다음은 휴대전화 문자로 받은 인증번호입니다. 잘 기억해 두세요.

6 1 9 3 7 8

✱ 아래의 방법을 활용하면 잘 외울 수 있습니다.

- 여러 번 소리내어 읽으면 암기에 많은 도움이 됩니다.
- 마치 노래처럼 리듬을 타고 읽으면 잘 외워집니다.
- 긴 숫자는 작은 덩어리로 쪼개어 외워 보세요.
- 숫자에 의미를 부여하여 그림이나 이야기로 만들면 더욱 오래도록 기억할 수 있습니다.
- 또한 숫자에 자신과 관련된 정보(생일, 기념일 등)로 의미를 부여하면 오래 기억에 남습니다.

다음 보기와 같이 아래의 바둑판에 두 개의 바둑돌을 그려 보세요. 단, 바둑돌이 겹치지 않도록 다양하게, 가능한 많이 만들어 보세요.

이외에도 더 많은 답이 나올 수 있습니다.

 앞 장(26쪽)에서 외웠던 인증번호를 보지 말고 기억해 내어 적어 보세요.

6 1 9 3 7 8

■ "나"는 어떤 방식으로 외웠는지 모두 표시해 보세요.

- ☐ 반복해서 읽었어요.
- ☐ 리듬을 만들어 외웠어요.
- ☐ 덩어리를 쪼개서 외웠어요.
- ☐ 숫자로 그림을 그리거나 이야기를 만들어 외웠어요.
- ☐ 나와 관련된 정보를 이용하여 외웠어요.

3일

날짜: 　　년　　월　　일　　요일　날씨:
시작 시각: 　　시　　분　마친 시각: 　　시　　분

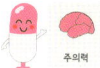 다음 문제를 풀어 보세요.

1. 다음 상자에서 **T**와 다른 것을 모두 찾아 ○ 표시해 보세요.

2. 다음 상자에서 **O**와 다른 것을 모두 찾아 ○ 표시해 보세요.

다음 단어들은 모두 봄과 관련된 것입니다. 봄의 풍경과 느낌을 떠올리면서 단어를 완성하여 적어 보세요.

1. 벚ㄲ → 벚꽃
2. ㅎ사 → 황사
3. 입ㅊ → 입춘
4. ㄱ나ㄹ → 개나리
5. 소ㅍ → 소풍
6. ㅈㄷ래 → 진달래
7. 나ㅂ → 나비
8. 새ㅆ → 새싹
9. ㅂㄴ물 → 봄나물
10. ㅊ곤ㅈ → 춘곤증
11. 개ㄱㄹ → 개구리

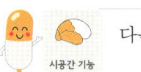 다음 문제를 풀어 보세요.

1. 다음 빈칸에 현재 시각을 적고, 오른쪽 시계에 시침과 분침를 그려 넣어 보세요.

현재 시각
10 시 **28** 분

예로 10시 28분.
개인마다 정답이 다릅니다.

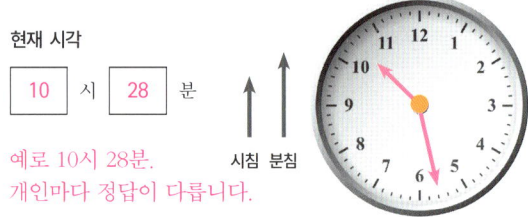

2. 다음 빈칸에 오늘 아침 기상 시각을 적고, 오른쪽 시계에 시침과 분침를 그려 넣어 보세요.

아침 기상 시각
[ ] 시 [ ] 분

개인마다 정답이 다릅니다.

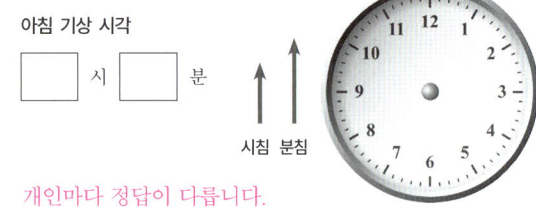

4일

날짜: 년 월 일 요일 날씨:
시작 시각: 시 분 마친 시각: 시 분

 다음은 바닷가 풍경입니다. 빈칸에 이름을 적어 보세요. 적으면서 이름과 풍경을 잘 기억해 두세요.

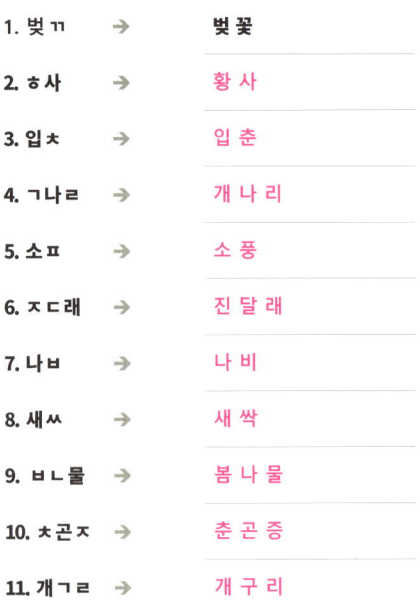

태양(해), 구름, 야자수(나무), 돛단배(배), 파라솔, 공, 의자, 불가사리

✻ 이름을 다 적은 후 그림 전체를 보면서 외워 보세요. 그리고 눈을 감고 머릿속에 풍경을 떠올리면서 외운다면 더욱 잘 암기할 수 있습니다.

 다음 보기의 기호/숫자 의 짝을 잘 보고, 빈칸에 기호와 짝이 되는 숫자를 적어 보세요. 되도록이면 보지 말고 외워서 답을 적으려고 노력해 보세요. 어렵더라도 조금씩 더 노력하면서 적어 보세요.

보기

기호	♥	★	●	▼	■	◆	▲	♣	♠
숫자	1	2	3	4	5	6	7	8	9

★	●	■	▲	●	★	●	♣	▼	◆	▼
2	3	5	7	3	2	3	8	4	6	4

●	▼	■	★	■	◆	●	★	♣	♠	▲
3	4	5	2	5	6	4	3	2	8	7

■	▲	●	★	♠	▼	◆	♣	●	★	●
5	7	3	2	9	4	6	8	3	2	3

♥	★	▼	◆	▲	▼	●	■	♠	♥	♣	◆
1	2	4	6	7	4	3	5	9	1	8	6

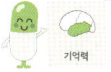 앞 장(32쪽)에서 본 바닷가 풍경을 떠올려 보세요. 그리고 앞 장 풍경에 있었던 단어에 모두 ○ 표시해 보세요.

(파라솔) 모래성 (구름) 파도 (불가사리)
꽃게 (돛단배) (태양) 튜브 (야자수)
물안경 수영복 (의자) 공 선글라스

 다음에서 앞 장 풍경과 다른 부분에 모두 ○ 표시해 보세요.

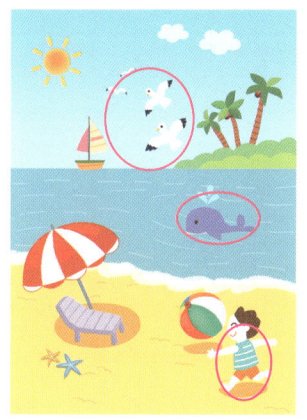

5일

날짜:　　　년　월　일　요일　날씨:
시작 시각:　시　분　마친 시각:　시　분

다음 표에서 색깔과 모양이 같은 도형이 3개씩 연달아 있는 것을 찾아 보기 와 같이 가로 또는 세로로 표시해 보세요.

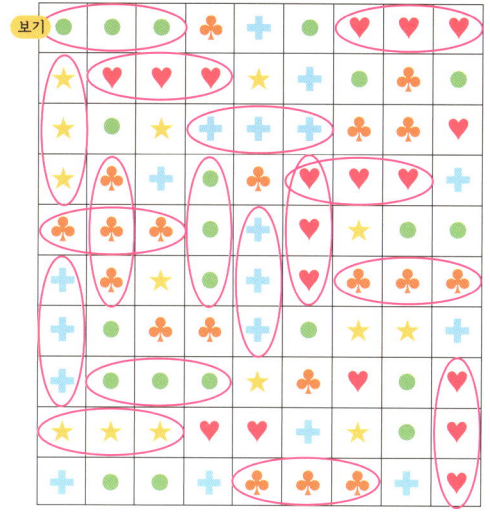

다음 제시된 초성을 보고 이름을 완성해 적어 보세요. 이 물건들은 집에서 사용하는 가구, 가전제품, 부엌 용품 등 입니다.

1. ㅅㅌㄱ → 세탁기
2. ㅈㅈㄹㅇㅈ → 전자레인지
3. ㄴㅈㄱ → 냉장고
4. ㅇㄹㅂㅅ → 압력밥솥
5. ㅎㅈㄷ → 화장대
6. ㅋㅍㅌ → 컴퓨터
7. ㅊㄷ → 침대
8. ㅌㄹㅂㅈ → 텔레비전
9. ㄱㅁㅈㄱ → 고무장갑
10. ㄷㄹㅁ → 다리미

다음 그림은 실제 색과 다르게 칠해져 있습니다. 실제 색이 같은 것끼리 짝지어 보세요.

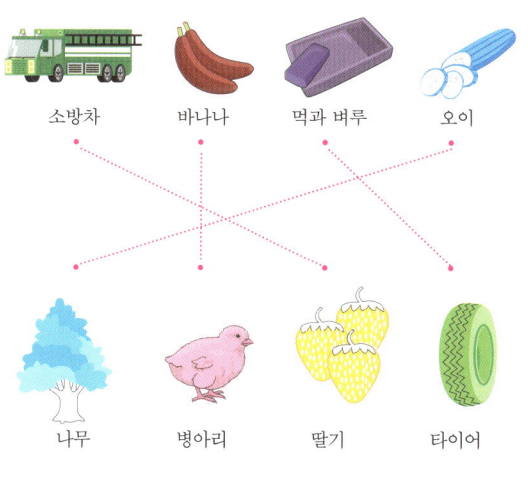

6일

날짜: 년   월   일   요일   날씨:
시작 시각: 시   분   마친 시각: 시   분

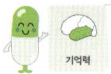 최순이 할머니는 시장에서 살 물건을 메모지에 적어 놓았습니다. 최순이 할머니가 사야 할 것을 큰 소리로 읽고 잘 기억해 두세요.

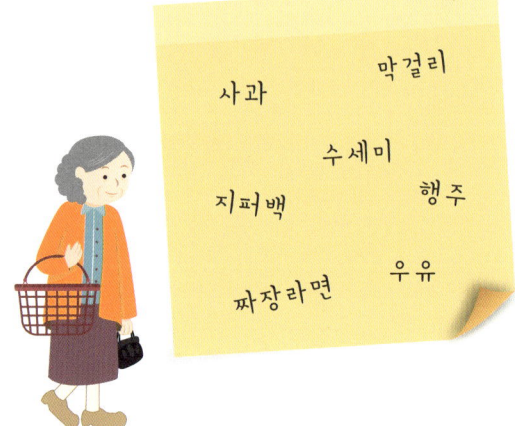

사과   막걸리   수세미   지퍼백   행주   짜장라면   우유

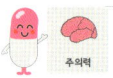 다음 덧셈, 뺄셈 문제를 풀어 보세요.

1. 7 + 8 = **15**
2. 15 + 6 = **21**
3. 25 + 8 = **33**
4. 18 + 14 = **32**
5. 33 + 19 = **52**
6. 19 − 8 = **11**
7. 12 − 7 = **5**
8. 45 − 12 = **33**
9. 52 − 18 = **34**
10. 25 − 17 = **8**
11. 15 + 13 + 8 = **36**
12. 25 + 19 + 3 = **47**
13. 38 + 5 + 9 = **52**
14. 28 − 3 − 7 = **18**
15. 45 − 14 − 2 = **29**
16. 28 − 11 − 5 = **12**
17. 67 + 45 − 8 = **104**
18. 34 − 18 + 2 = **18**
19. 11 + 73 − 22 = **62**
20. 49 − 13 + 36 = **72**

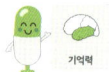 앞 장(38쪽)의 내용을 다시 한번 떠올리면서 최순이 할머니가 시장에서 사야 할 물건을 생각나는 대로 적어 보세요.

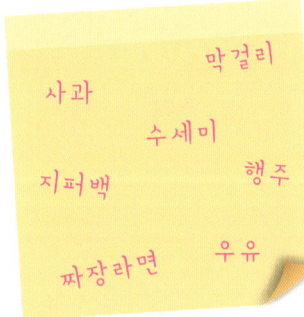

사과   막걸리   수세미   지퍼백   행주   짜장라면   우유

■ 다음 중 최순이 할머니가 사려는 것이 아닌 것은 몇 번인가요? (**3**)

 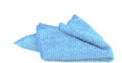

① 우유   ② 행주   ③ 맥주   ④ 사과

7일

날짜: 년   월   일   요일   날씨:
시작 시각: 시   분   마친 시각: 시   분

1. 다음 보기 와 같이 초성이 'ㄱㅁ'으로 시작하는 두 글자 단어 10개 이상 적어 보세요.

보기 가명, 건물

> 고명, 고물, 고막, 개명, 국물, 국문, 국모, 교문, 개미, 고무, 골무, 거미, 결막, 각막, 갈망, 괴물 ……

2. 다음 보기 와 같이 초성이 'ㅈㅁ'으로 시작하는 두 글자 단어 10개 이상 적어 보세요.

보기 장미, 장마

> 자문, 저명, 주민, 주막, 전망, 조명, 지명, 지문, 전문, 정문, 재미, 제명, 진미, 주말, 정면 ……

다음 ?에 알맞은 값을 적어 보세요. ★의 무게와 같아지려면 ■가 몇 개 필요할까요? (4)개

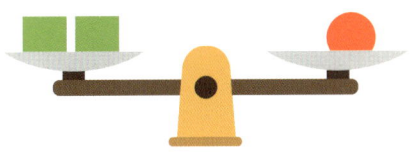
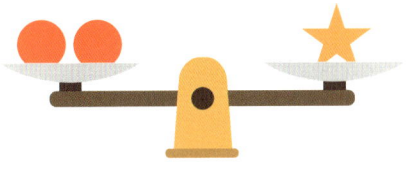
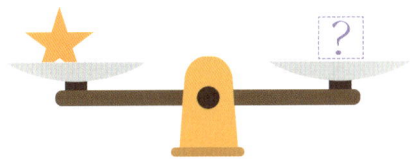

다음에서 왼쪽의 그림을 보고 문제를 풀어 보세요.

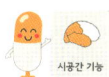 ■ 어떤 손인지 ( ) 안에 표시해 보세요.
오른손 (O) 왼손 ( )

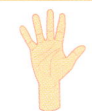 ■ 동그라미 친 부분은 어떤 손 몇 번째 손가락인지 ( ) 안에 적어 보세요.
(왼)손 (두)번째 손가락

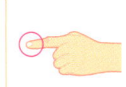 ■ 동그라미 친 부분은 어떤 손 몇 번째 손가락인지 ( ) 안에 적어 보세요.
(오른)손 (네)번째 손가락

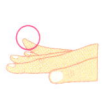 ■ 동그라미 친 부분은 어떤 손 몇 번째 손가락인지 ( ) 안에 적어 보세요.
(왼)손 (다섯)번째 손가락

8일

날짜: 년 월 일 요일 날씨:
시작 시각: 시 분 마친 시각: 시 분

다음 대화를 큰 소리로 읽고 잘 기억해 두세요.

영수: 저녁에 외식하러 나갈까?
영순: 신당역 근처에 곰탕 맛집이 있대.
영수: 그래? 그럼 저녁 6시에 신당역 6번 출구 앞에서 볼까?
영순: 그런데 나 조금 늦을 것 같은데, 7시는 어때?
영수: 좋아. 그럼 그때 거기에서 만나.

✳ 실제로 친구와 얘기 나누는 상황이라 생각하며 소리 내어 읽어 보세요. 만나는 장소와 시간 등을 한 번 더 되뇌며 연습한다면 잘 기억할 수 있습니다.

다음 보기를 참고하여 숫자나 글자를 거꾸로 ( ) 안에 적어 보세요.

보기 14587 → 78541

2487901 → (1097842)

7914830562 → (2650384197)

(9013684) ← 4863109

(5638719042) ← 2409178365

훈민정음 → (음정민훈)

(다찐살은말고높은늘하) ← 하늘은높고말은살찐다

칭찬은고래도춤추게한다 → (다한게추춤도래고은찬칭)

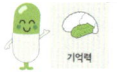 앞 장(44쪽)의 대화 내용에 관한 질문입니다. 기억력 문제이므로 앞 장을 보지 말고 기억을 되살려 문제를 풀어 보세요.

1. 영수와 영순이는 저녁에 무엇을 먹기로 했나요?
(곰탕)

2. 영수와 영순이는 몇 시에 만나기로 했나요?
(저녁 7시)

3. 영수와 영순이가 만나기로 약속한 장소는 어디인가요?
(신당역 6번 출구 앞)

9일

날짜: 년 월 일 요일 날씨:
시작 시각: 시 분 마친 시각: 시 분

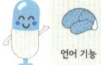 다음 표에는 보기 를 포함하여 14개의 채소 이름이 가로 또는 세로 방향으로 숨어 있습니다. 나머지 12개를 모두 찾아서 ○ 표시해 보세요.

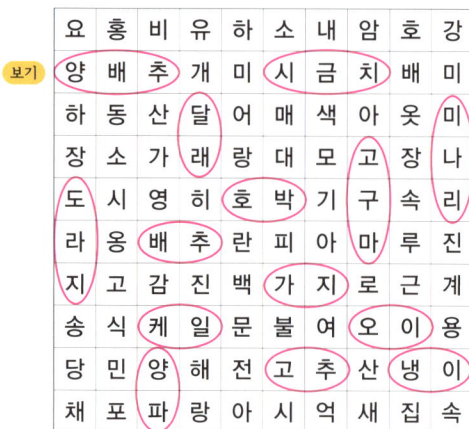

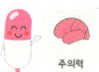 다음 문제를 풀어 보세요.

1. ■ 를 찾아 ○ 표시해 보세요.

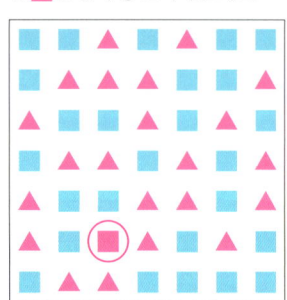

2. ● 를 찾아 ○ 표시해 보세요.

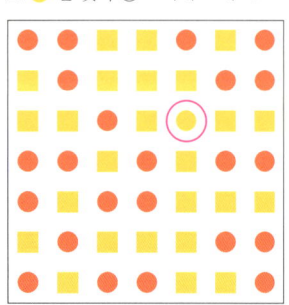

1. 다음의 동물 그림을 보고 왼쪽에서 오른쪽 순으로 이름을 적어 보세요.

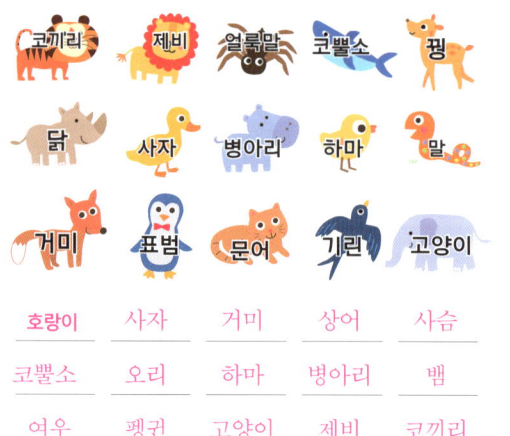

호랑이	사자	거미	상어	사슴
코뿔소	오리	하마	병아리	뱀
여우	펭귄	고양이	제비	코끼리

2. '그림 위에 글자로 적은 동물' 중에서 네발 달린 동물은 모두 몇 마리일까요?
(9) 마리

10일

날짜: 년   월   일   요일   날씨:
시작 시각: 시   분   마친 시각: 시   분

다음 설명과 그림을 잘 보고 해당 인물의 번호를 ( ) 안에 적어 보세요.

설명

영철이네 집은 할머니, 아버지, 어머니, 삼촌, 여동생, 이렇게 6명이 함께 살고 있는 대가족입니다. 과수원을 하고 있는 영철이네는 주말을 맞아 식구들이 함께 일하고 있습니다.

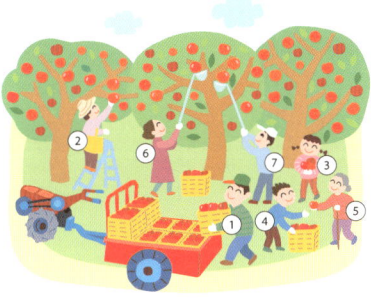

아버지()는 초록색 모자를 쓰고 경운기에 사과 박스를 싣고 계십니다. 어머니(**6**)와 삼촌(**7**)은 긴 막대를 가지고 나무 위의 사과를 따고 계십니다. 여동생(**3**)은 사과를 가득 안고 상자에 담으려 가고 있고, 할머니(**5**)도 영철이(**4**) 옆에서 사과를 건네주고 있습니다. 이웃집 아저씨(**2**)께서도 고맙게 도 와주러 오셔서 사다리 위에서 사과를 직접 따고 계십니다.

위의 바둑판과 똑같게 아래의 바둑판에 바둑돌을 그려 넣어 보세요.

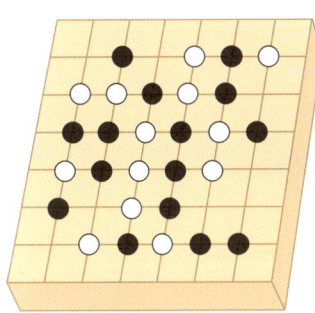

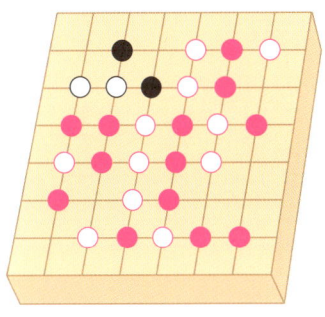

앞 장(50쪽)에서 외웠던 내용을 떠올리면서 다음 물음에 답해 보세요.

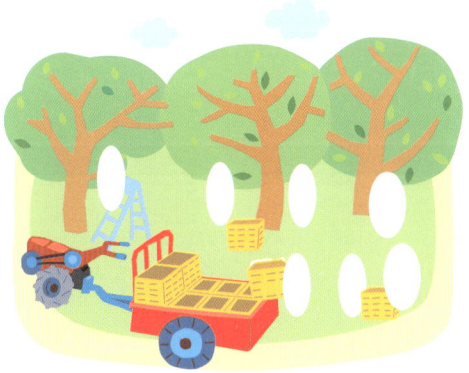

1. 영철이네 식구는 모두 몇 명인가요? (**6**) 명
2. 영철이네 과수원은 어떤 과일 농사를 짓고 있나요? (**사과**)
3. 경운기에 박스를 싣고 있는 사람은 누구인가요? (**아버지**)
4. 어머니와 함께 긴 막대기로 나무 위의 과일을 따는 사람은 누구인가요? (**삼촌**)

11일

날짜: 년   월   일   요일   날씨:
시작 시각: 시   분   마친 시각: 시   분

1. 다음 중 상황에 맞지 않는 대화를 찾아 번호에 ○ 표시해 보세요.

① A: 우리 다음 주 월요일에 만날까?
   B: 그래 그러자, 몇 시에 어디서 볼까?
② A: 저희 두 달 뒤로 결혼 날짜 잡았어요.
   B: 아 그렇구나, 축하한다.
③ A: 지난번에 직접 찾아뵙지 못해 죄송해요.
   B: 너는 참 성실하구나. ⓒ
④ A: 저기, 샴푸는 어디에 있죠?
   B: 아, 네 제가 직접 찾아드리겠습니다.

2. 다음 글을 읽고 김씨의 기분을 가장 잘 표현한 얼굴 표정을 찾아 번호에 ○ 표시해 보세요.

김씨는 부인과 2살배기 아들이 있다. 2년 전 직장을 그만두고 공무원 시험 준비를 하였다. 부인의 응원으로 가사와 육아는 부인이 전담하였고 이에 늘 미안한 마음을 갖고 있었다. 부인과 아이에게 미안하고 고마운 마음에 하루하루 열심히 공부하며 준비하였고 시험을 치렀다. 합격 발표 당일 김씨는 컴퓨터로 합격 조회를 하였고, '합격'이라는 두 글자를 확인하였다.

① 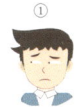   ② 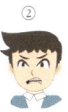   ③ 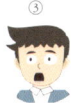   ④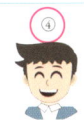

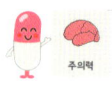 주의력 | 보기 와 같이 가로로 또는 세로로 연속된 3개의 숫자 중 합이 10인 숫자를 찾아 ○ 표시하고, 보기 를 제외한 개수도 세어 적어 보세요.
(11)개

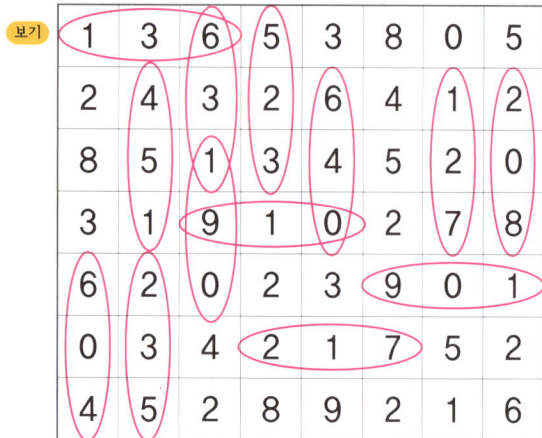

 전두엽 기능 | 다음 그림들은 규칙에 따라 배열되어 있습니다. ? 에 어떤 그림이 들어갈지 번호에 ○ 표시해 보세요.

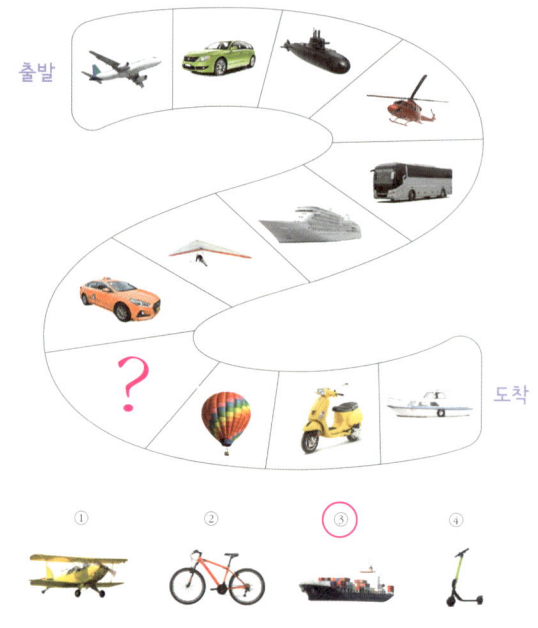

12일

날짜: 년 월 일 요일 날씨:
시작 시각: 시 분 마친 시각: 시 분

  기억력 | 다음은 아보카도에 대한 설명입니다. 큰 소리로 읽고 내용을 잘 기억해 두세요.

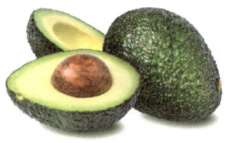

아보카도는 멕시코와 남아메리카가 원산지이다. 열매의 색은 녹색으로 잘 익으면 녹갈색, 자줏빛을 띤 검은색이 된다. 모양은 둥글거나 타원형이며, 서양배와 같이 생겼다. 길이는 10~15cm이다. 악어의 등처럼 울퉁불퉁한 껍질 때문에 '악어배'라고도 불린다.
과육은 버터같이 부드럽고 노란색을 띠며 독특한 향기가 난다. 가장 영양가가 높은 과일로 알려져 있는데, 지방 함량이 30% 정도나 되며, 탄수화물, 단백질, 비타민도 풍부하다. 아보카도는 음식의 소스로 사용하거나 샐러드 등의 요리 재료로 쓰이며, 기름을 채취해 쓰기도 한다.

   주의력 | 다음 표에서 3의 배수를 찾아 ○ 표시해 보세요. 그리고 그 답들을 연결하면 어떤 숫자가 되는지도 적어 보세요. (7)

46	37	67	11	91	2
23	12	72	54	36	0
46	24	10	8	66	98
62	90	74	17	48	56
13	70	1	5	21	44
31	97	16	49	84	32
73	65	4	22	30	14
41	88	50	7	82	19

앞 장(56쪽)에서 외웠던 아보카도에 대한 설명이 맞으면 ○에, 틀리면 ×에 표시해 보세요.

1. 아보카도의 원산지는 멕시코와 남아메리카이다. (◯ ×)
2. 아보카도의 색은 잘 익으면 녹갈색, 자줏빛을 띤 검은색이고, 모양은 네모나다. (○ |✕)
3. 악어의 등처럼 울퉁불퉁한 껍질 때문에 '악어배'라고도 불린다. (◯ ×)
4. 아보카도의 길이는 15~20cm이다. (○ |✕)
5. 아보카도는 영양가가 높은 채소로 알려져 있다. (○ ✕)
6. 아보카도에는 지방, 탄수화물, 단백질이 들어 있고, 비타민도 풍부하다. (◯ ×)
7. 아보카도에서 기름을 채취하기도 한다. (◯ ×)

13일

날짜: 년 월 일 요일 날씨:
시작 시각: 시 분 마친 시각: 시 분

 다음을 읽고 문제를 풀어 보세요.

- 손주가 좋아하는 사탕을 사려고 함
- 쓰레기 종량제 봉투가 떨어져서 사려고 함
- 국거리 할 만한 생선을 사고자 함
- 현재 가진 돈으로 최대한 개수가 많은 과일을 사고자 함
- 현재 지갑에는 3만원이 있음(단, 묶음 과일은 낱개로 팔지 않음)

편지봉투 1묶음	2,000	배 3개	10,000
쓰레기봉투 1묶음	5,000	귤 15개	8,000
구이용 고등어	10,000	사탕	5,000
국거리용 동태	8,000	젤리	4,000
국거리용 소고기	15,000		
사과 8개	6,000		

■ 위의 조건을 모두 충족하는 물품들을 구입하려면 어떤 물품들을 몇 개 구입해야 할까요? 그리고 총 가격을 적어보세요.

쓰레기봉투 1묶음 5,000원   사과 8개×2=16개 12,000원
국거리용 동태   8,000원   사탕   5,000원
                            총 가격: 30,000원

 다음 단어들은 순서가 뒤바뀌어 있습니다. 오른쪽 빈 칸에 올바른 단어를 적어 보세요.

1. 슴도고치 → 고 슴 도 치
2. 지꾸라미 → 미 꾸 라 지
3. 도묵리토 → 도 토 리 묵
4. 살하루이 → 하 루 살 이
5. 기르찌레 → 찌 르 레 기
6. 비허아수 → 허 수 아 비
7. 반이불덧 → 반 딧 불 이
8. 강강술래 → 강 강 술 래
9. 모스스코 → 코 스 모 스
10. 카하니모 → 하 모 니 카

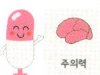 다음 그림을 보고 문제를 풀어 보세요.

1. 상자 안에 흰색 전화기는 모두 몇 개인가요? (14)개
2. 가로 한 줄에 전화기는 몇 개인가요? (12)개
3. 검은색 전화기는 모두 몇 개인지 다음 연산식을 통해 답을 구해 보세요(계산기를 사용하지 말고 직접 계산해 보세요).

12 × 4 = 48 − 14 = 34
전체 전화기 수   흰색 전화기 수   검은색 전화기 수

14일

날짜: 년   월   일   요일   날씨:
시작 시각: 시   분   마친 시각: 시   분

다음은 생활 정보를 얻을 수 있는 전화번호입니다. 유용하게 사용할 수 있으므로 잘 기억해 두세요.

- 전화번호 안내 → 114
- 세계 시각 안내 → 116
- 일기 예보 안내 → 131
- 관광 정보 안내 → 1330
- 교통 정보 안내 → 1333

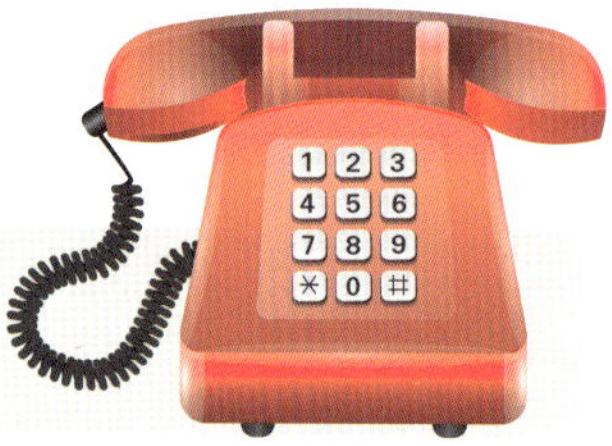

* 가상으로 오른쪽 전화기의 번호를 누르면서 연습하면 더 잘 외울 수 있습니다.

다음은 청기백기 게임입니다. 지시와 일치하는 사람을 찾아 번호에 ○ 표시해 보세요.

1. 오른손 청기 들고, 왼손 백기 내려! — ④
2. 오른손 백기 들고, 왼손 청기 들어! — ①
3. 왼손 백기 내리고, 오른손 청기 들어! — ③

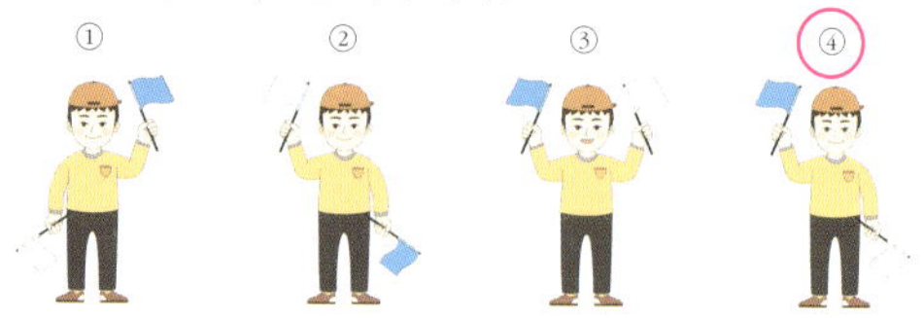

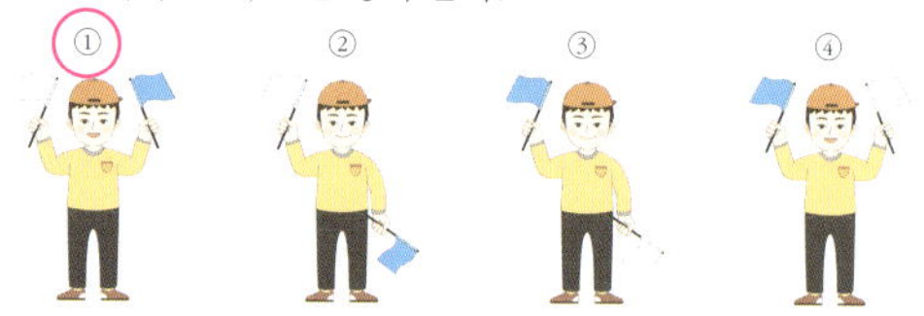

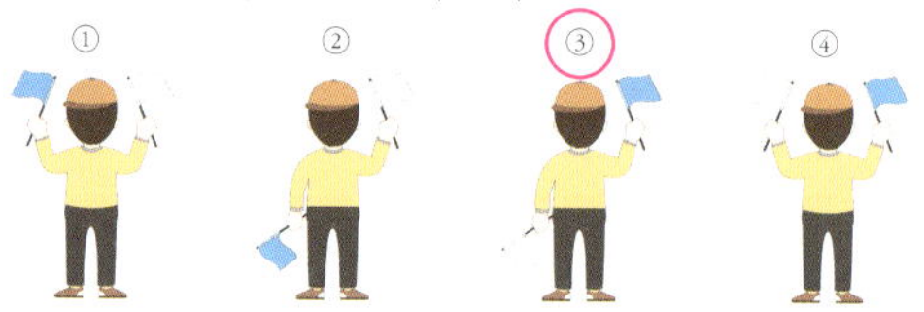

앞 장(62쪽)에서 외운 내용을 떠올려 (   ) 안에 해당 전화번호를 적어 보세요. 되도록이면 앞 장을 보지 말고 기억만으로 적어 보세요(기억이 잘 나지 않으면 다시 앞 장으로 돌아가 외운 후 답을 적어 보세요).

- 전화번호 안내 → (114)
- 일기 예보 안내 → (131)
- 교통 정보 안내 → (1333)
- 관광 정보 안내 → (1330)
- 세계 시각 안내 → (116)

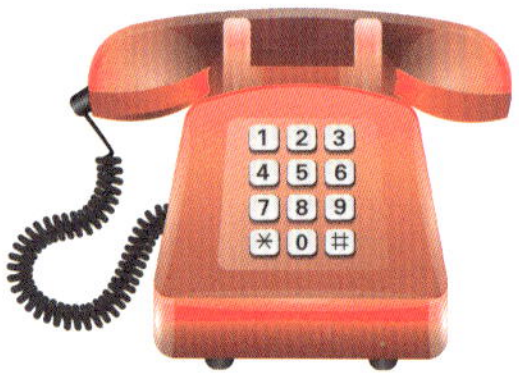

15일

날짜: 년   월   일   요일   날씨:
시작 시각: 시   분   마친 시각: 시   분

다음 그림 중 😠 와 같은 것을 찾아서 ○ 표시하고, 개수도 적어 보세요. (6)개

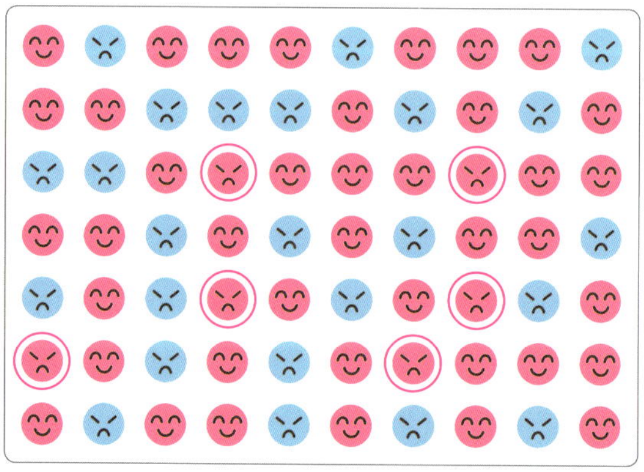

보기 와 같이 다음 단어들의 반대말을 적어 보세요.

보기 높다 ↔ 낮다

조용하다 ↔ **시끄럽다**   느리다 ↔ **빠르다**

쉽다 ↔ **어렵다**   길다 ↔ **짧다**

많다 ↔ **적다**   오다 ↔ **가다**

밀다 ↔ **당기다**   굵다 ↔ **가늘다**

가깝다 ↔ **멀다**   깨끗하다 ↔ **더럽다**

묶다 ↔ **풀다**   작다 ↔ **크다**

열다 ↔ **닫다**   차갑다 ↔ **뜨겁다**

다음 그림에는 장소와 관계없는 어울리지 않는 물건들이 군데군데 놓여 있습니다. 모두 찾아서 ○ 표시하고 개수도 적어 보세요. (**7**) 개

16일

날짜: 　년　월　일　요일　날씨:
시작 시각:　시　분　마친 시각:　시　분

  다음 그림을 잘 보고 얼굴 - 이름 - 직업 순으로 묶어 암기하여 잘 기억해 두세요.

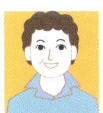 이름: 박세동(42세)　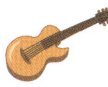
직업: 기타리스트

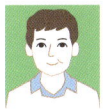 이름: 이성한(50세)　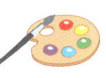
직업: 화가

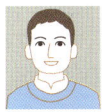 이름: 남철민(33세)　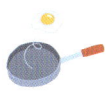
직업: 요리사

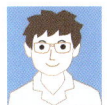 이름: 강기욱(29세)　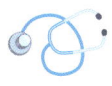
직업: 의사

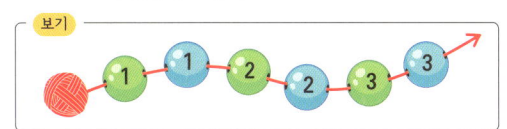 보기 와 같이 1번~18번의 초록 구슬과 파란 구슬을 교대로 연결해 보세요. 마치 실에 구슬을 꿰듯이 줄을 그어 연결해 보세요.

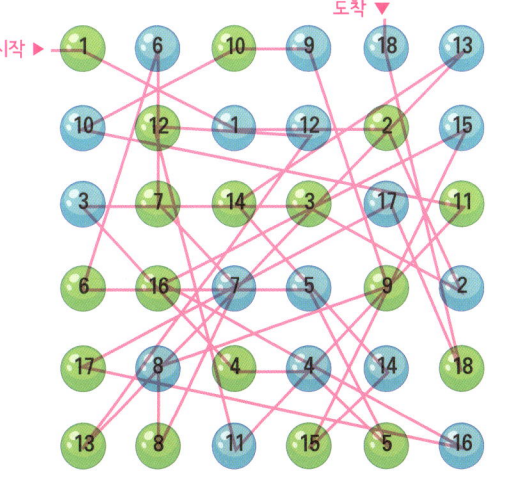

기억력

앞 장(68쪽)의 내용을 기억해 다음 문제를 풀어보세요. 앞 장에서는 얼굴 - 이름 - 직업 순으로 기억했지만, 문제는 얼굴 - 직업 - 이름 순입니다. 만약 생각나지 않는다면 앞 장으로 돌아가 다시 암기해 보세요. 그런 다음 다시 문제를 풀어 보세요.

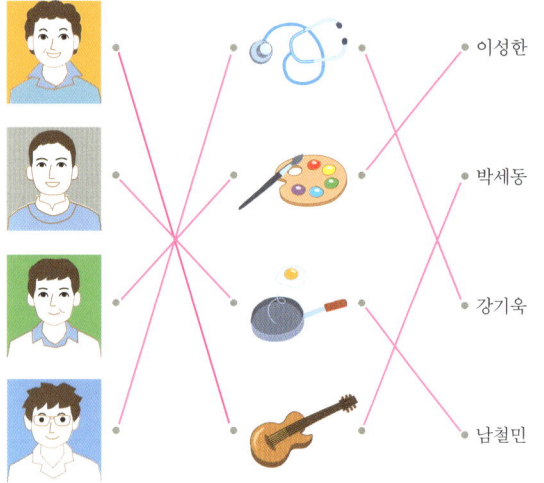

17일

날짜: 년   월   일   요일   날씨:
시작 시각: 시   분   마친 시각: 시   분

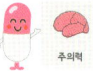 주의력

다음 표에서 보기 와 같은 글자를 찾아 ○ 표시해 보세요.

보기 닭

덝	돍	듥	덝	듥	닭	덝
듥	닭	덝	돍	덝	돍	듥
돍	덝	돍	닭	돍	듥	덝

보기 옷

옷	옷	옷	돝	옷	옽	옷
옽	옷	옷	옽	옷	옷	옷
옷	옷	옽	옷	옷	옷	옽

언어 기능

다음 그림들을 보고, 시간의 흐름이 맞도록 (   ) 안에 번호를 적어 보세요.

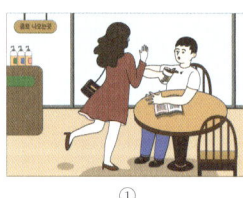 ①   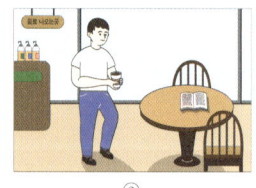 ②

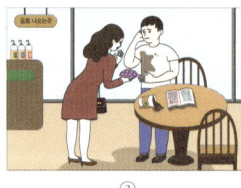 ③   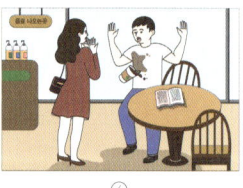 ④

(2) - (1) - (4) - (3)

시공간 기능

다음 그림은 복지관 소풍에서 수건돌리기 게임을 하는 모습입니다. 술래인 철수 할아버지가 반시계 방향으로 한 바퀴 반을 돌고, 그 자리에서 오른쪽으로 두 번째 사람의 뒤에 수건을 두었습니다. 철수 할아버지는 누구에게 수건을 놓았는지 (   ) 안에 번호를 적어 보세요. (2)

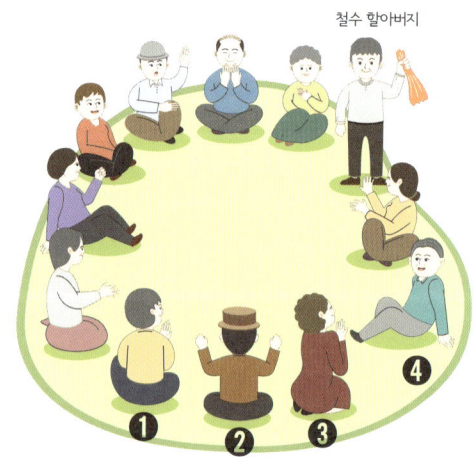

18일

날짜: 년 월 일 요일 날씨:
시작 시각: 시 분 마친 시각: 시 분

다음은 '남행열차'라는 노래입니다. 악보를 보면서 신나게 노래를 불러 보고 가사를 외워 보세요.

남행열차

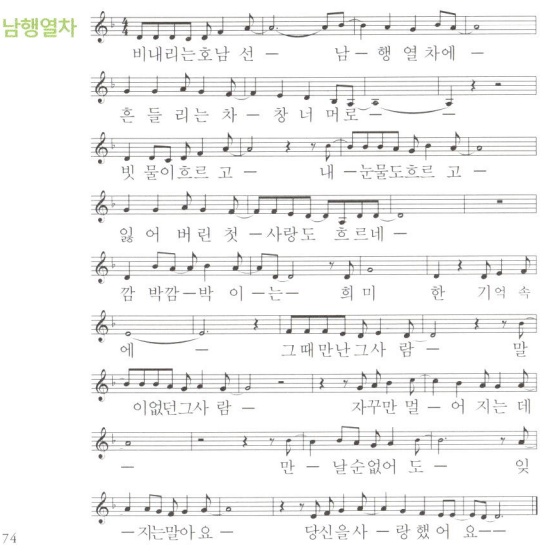

다음 그림에서 초록색 나뭇잎()이 모두 몇 개인지 세어 ( ) 안에 적어 보세요.

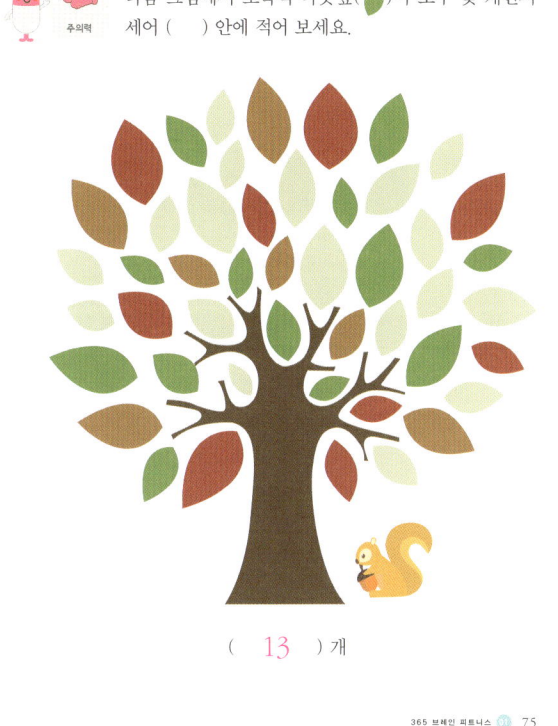

(**13**)개

앞 장(74쪽)에서 신나게 불렀던 노래 제목은 무엇인가요? (**남행열차**)

■ 노래를 부르면서 빈칸에 맞는 가사를 적어 보세요.

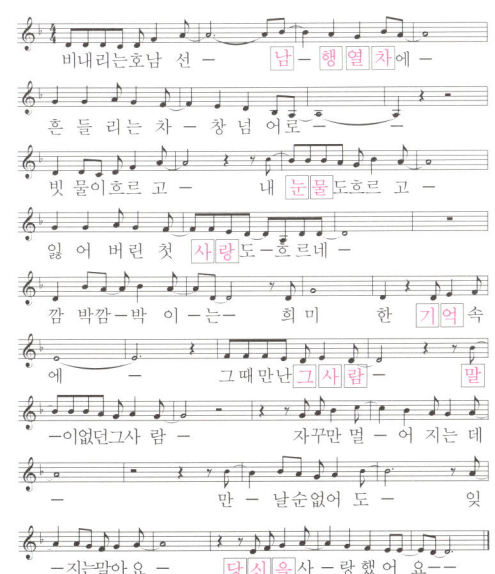

19일

날짜: 년 월 일 요일 날씨:
시작 시각: 시 분 마친 시각: 시 분

다음 표에는 숫자와 계이름이 짝지어 있습니다. 아래 상자에서 숫자에 맞는 계이름을 찾아 선을 그어 연결해 보세요.

1	2	3	4	5	6	7
도	레	미	파	솔	라	시

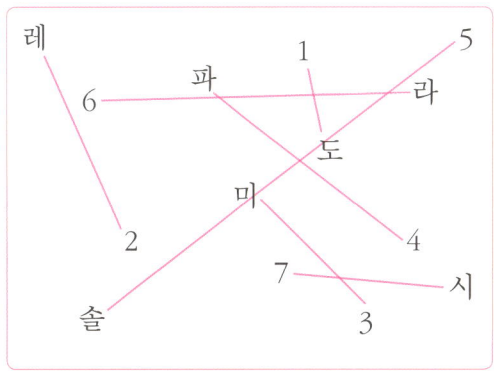

전두엽 기능

다음 시계는 2시간 빠르게 설정되었습니다. 이 시계는 태엽을 한 바퀴 돌리면 분침이 20분씩 움직입니다. 그리고 태엽을 오른쪽으로 돌리면 분침이 시계 방향으로 움직이고, 왼쪽으로 돌리면 반시계 방향으로 움직입니다.

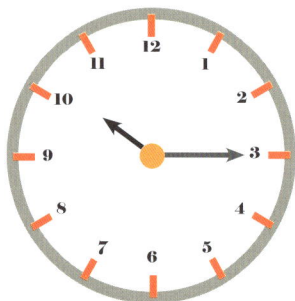

■ 이 시계를 정상으로 맞추려면 어느 방향으로 몇 바퀴를 돌려야 할지 ( ) 안에 적어 보세요.

(왼)쪽 (6)바퀴

 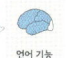 언어 기능

다음은 끝말잇기 문제입니다. 빈칸에 답을 적어 보세요.

1. 두 글자 단어로만 10개 이상 적어 보세요.

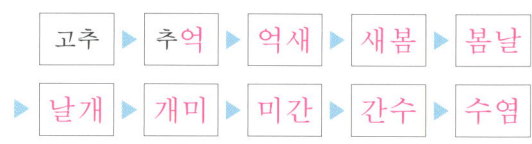

이외에도 규칙에 맞다면 더 많은 답이 나올 수 있습니다.

2. 세 글자 단어로만 10개 이상 적어 보세요.

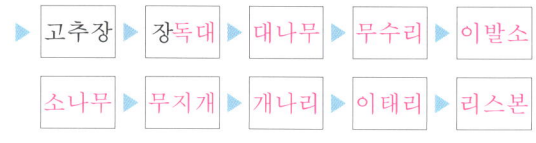

이외에도 규칙에 맞다면 더 많은 답이 나올 수 있습니다.

20일

날짜: 년   월   일   요일   날씨:
시작 시각: 시   분   마친 시각: 시   분

  기억력

다음은 동요 '나비야'의 가사와 계이름입니다. 노래를 큰 소리로 부르며 잘 기억해 두세요.

나비야

나 비 야	나 비 야	이리 날아	오너라
솔 미 미	파 레 레	도 레 미 파	솔 솔 솔
노랑 나비	흰 나비	춤을 추며	오너라
솔 미 미 미	파 레 레	도 미 솔 솔	미 미 미
봄바람에	꽃잎도	방긋방긋	웃으며
레 레 레 레	레 미 파	미 미 미 미	미 파 솔
참 새 도	짹 짹 짹	노래 하며	춤 춘 다
솔 미 미	파 레 레	도 미 솔 솔	미 미 미

✻ 동요를 계이름과 가사로 따로따로 여러 차례 불러 보세요. 노래를 부르다 보면 자신도 모르게 가사와 계이름이 외워질 거예요.

 시공간 기능

1. 보기 의 각도보다 큰 것을 찾아 ( ) 안에 적어 보세요. (2)

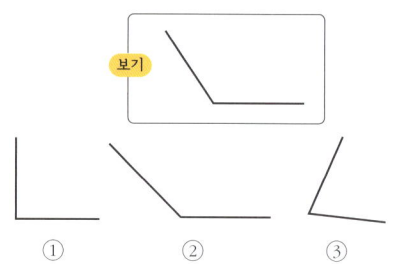

2. 보기 의 각도보다 작은 것을 찾아 ( ) 안에 적어 보세요.

(1)

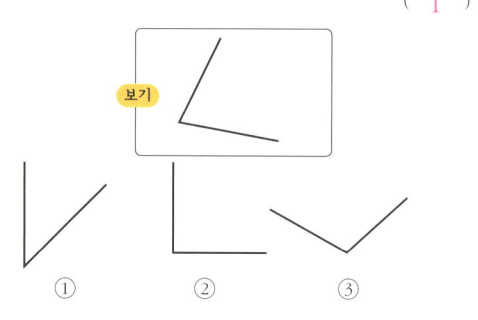

16

앞 장(80쪽)에서 외웠던 것을 기억하여 ◯에 알맞은 가사와 계이름을 적어 보세요.

나비야

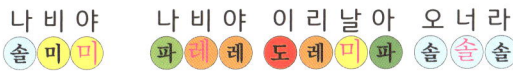

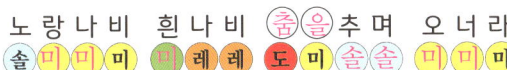

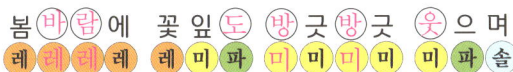

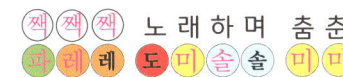

다음 문제를 풀어 보세요.

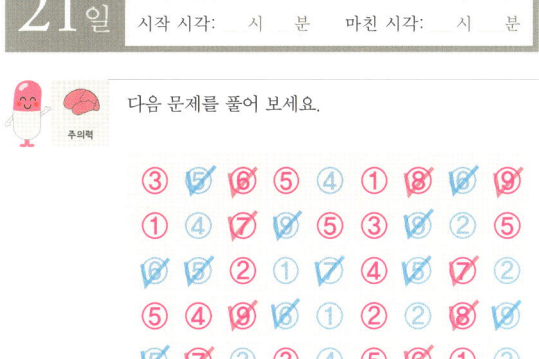

1. 5보다 큰 숫자인 ◯ 동그라미는 모두 몇 개인가요?
(12)개

2. 4보다 큰 숫자인 ◯ 동그라미는 모두 몇 개인가요?
(13)개

보기와 같이 모음과 자음을 이용하면 여러 낱글자를 만들 수 있습니다. 다음 빈칸에 만들 수 있는 낱글자를 모두 적어 보세요.

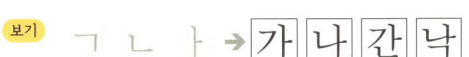

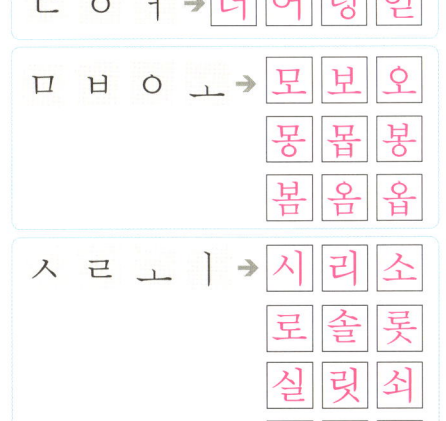

다음 그림에서 ▨ 이 몇 개 쌓여 있는지 세어 보고 ( ) 안에 개수를 적어 보세요.

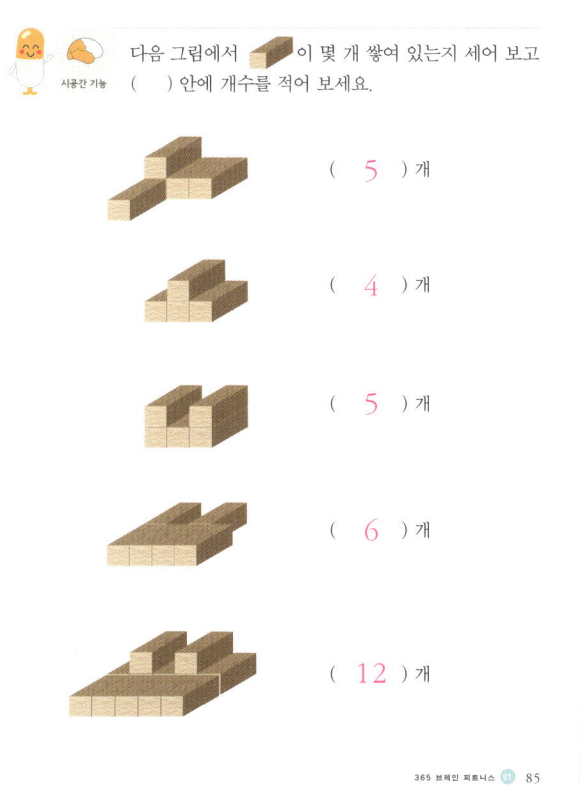

22일

날짜: 년 월 일 요일 날씨:
시작 시각: 시 분   마친 시각: 시 분

당신은 중요한 물건을 보관하기 위해 금고를 샀습니다. 아무도 열지 못하게 강력한 암호를 정해야 합니다. 아래의 두 가지 규칙에 맞게 보기를 참고하여 만들어 빈칸에 적고 외워 두세요.

규칙 1 7자리 암호!

한글 | 한글 | 숫자 | 숫자 | 한글 | 숫자 | 숫자

규칙 2
같은 글자와 같은 숫자를 중복하여 사용할 수 없음!

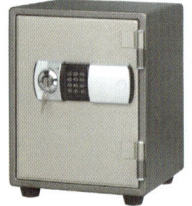

	한글	한글	숫자	숫자	한글	숫자	숫자
보기	복	호	8	9	산	7	2
당신의 암호							

✱ 뒷장에서 금고를 열 때 당신의 암호를 사용해야 하므로 반드시 기억해 두세요.

보기 와 같이 제시된 그림들의 공통점을 한 단어로 빈칸에 적어 보세요.

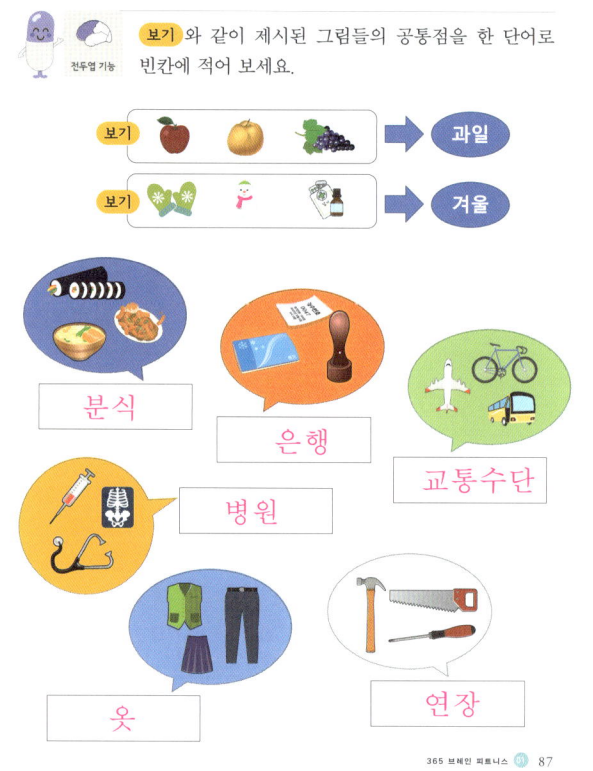

분식 / 은행 / 교통수단 / 병원 / 옷 / 연장

23일

앞 장(86쪽)에서 당신은 금고에 중요한 물건을 넣고 잠그며 자신만의 암호를 만들었습니다. 기억하시나요? 자, 이제는 금고의 문을 열고 중요한 물건을 꺼내야 합니다. 당신만의 암호를 빈칸에 적어 보세요.

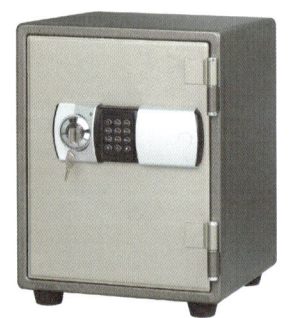

당신의 암호 | | | | | | | |

개인마다 정답이 다릅니다.
(규칙에 맞게 본인이 정한 암호라면 정답입니다.)

날짜: 년 월 일 요일 날씨:
시작 시각: 시 분   마친 시각: 시 분

다음 문제를 풀어 보세요. 지시문이 가리키는 이것은? 무엇인지 빈칸에 적어 보세요.

이것은?
- 생명체가 아닙니다.
- 거리에서 쉽게 볼 수 있습니다.
- 보통 2~3가지 색으로 구성되어 있습니다.
- 도로에 설치되어 있습니다.
- 빨간 불일 때는 멈춰야 합니다.
- 세 글자입니다.

신 | 호 | 등

이것은?
- 생명체입니다.
- 아프리카에 살고 있습니다.
- 갈색의 얼룩점이 있습니다.
- 목이 아주아주 긴 것이 특징입니다.
- 초원에 사는 초식동물입니다.
- 두 글자입니다.

기 | 린

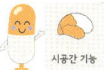 다음에서 김춘자 할머니가 찾고 있는 물건은 무엇인가요? (3)

김춘자 할머니가 물건을 찾고 있습니다. 그 물건은,
- 냉장고 옆 싱크대 위에 있습니다.
- 싱크대 위 도마 옆에 있는 선반에 놓여 있습니다.

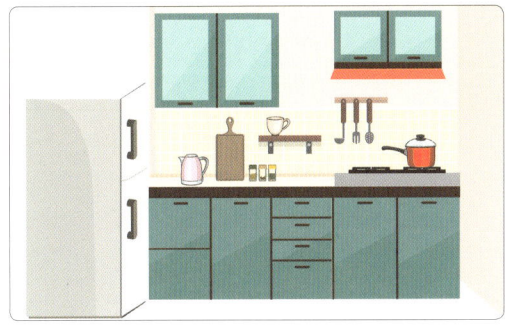

① 냉장고　② 커피포트　③ 컵　④ 도마

다음을 같은 종류끼리 연결해 보세요.

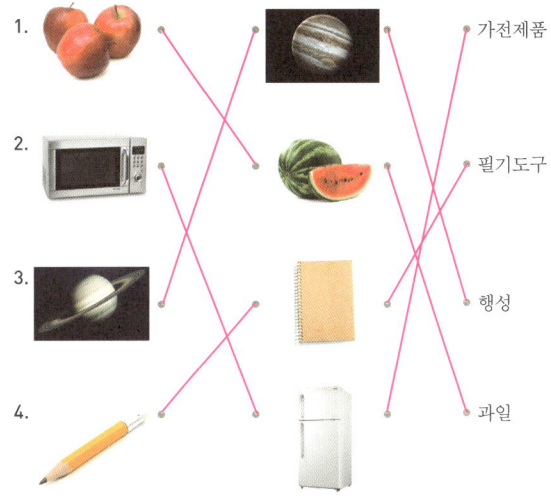

24일

날짜:　　년　월　일　요일　날씨:
시작 시각:　　시　분　마친 시각:　　시　분

 다음은 제주도의 행정구역과 그곳의 명소를 연결해 놓은 것입니다. 잘 보고 기억해 두세요. 더불어 지도 속 행정구역의 위치도 함께 기억해 보세요.

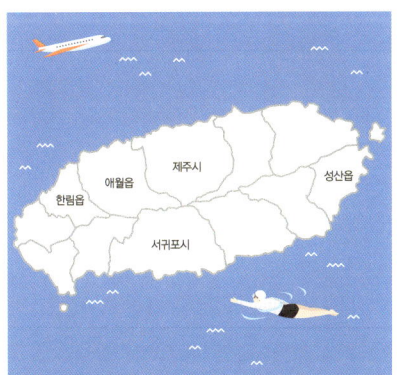

행정구	제주시	서귀포시	애월읍	한림읍	성산읍
명소	한라산	천지연 폭포	곽지 해수욕장	한림 공원	섭지코지

다음의 표는 숫자와 동물이 각각 짝을 이루고 있습니다. 동물과 짝을 이루는 숫자를 대입하여 다음 계산 문제를 풀어 보세요.

1	2	3	4	5	6	7	8	9	10	11	12

1. + = (18)　6+12=18
2. 🐑 + 🐵 = (17)
3. 🐮 + 🐶 = (13)
4. 🐯 + 🐔 = (13)
5. 🐭 + 🐵 + 🦔 = (15)
6. 🐮 + 🐰 + 🐑 - 🦔 = (3)
7. 🐷 + 🐯 - 🐯 + 🐸 = (23)
8. 🐴 + 🐔 + 🐰 + 🐑 = (21)
9. 🐔 + 🐶 + 🐸 - 🐷 = (15)
10. 🐯 + 🐴 - 🐑 + 🦔 = (7)

앞 장(92쪽)에서 외웠던 제주도의 행정구역과 명소를 떠올리면서 다음 문제들을 풀어 보세요.

1. 제주시의 명소는 어디입니까?
(**한라산**)

2. 섭지코지는 어느 행정구역의 명소입니까?
(**성산읍**)

3. 다음 그림의 빈칸에 해당하는 행정구역의 명소는 몇 번입니까? (**2**)

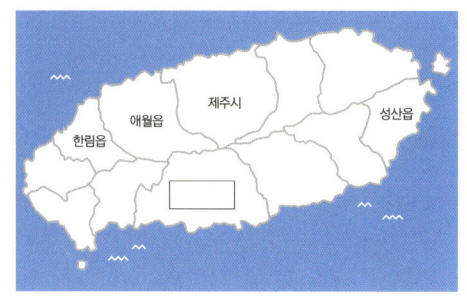

① 한림 공원　②(circled) 천지연 폭포
③ 곽지 해수욕장　④ 성산일출봉

25일

날짜: 　년　월　일　요일　날씨:
시작 시각:　시　분　마친 시각:　시　분

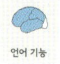 다음을 읽고 문제를 풀어 보세요.

1. ● 두 짝을 한데 붙였다 떼었다 합니다.
● 구멍이 있습니다.
● 한 손으로는 채우기 어렵습니다.
● 옷에 달려 있습니다.

이것은 무엇일까요? (**단추**)

2. ● 흰색이기도 하고, 회색이기도 합니다.
● 움직입니다.
● 이것이 많으면 하늘이 어두워집니다.
● 뭉게__, 새털__, 양떼__, 먹__ 등
● 다양한 이름이 있습니다.

이것은 무엇일까요? (**구름**)

 1. 다음 그림에서 제일 밑에 있는 성냥개비부터 순서대로 ( ) 안에 번호를 적어 보세요.

(**3**) - (**5**) - (**2**) - (**4**) - (**6**) - (**1**)

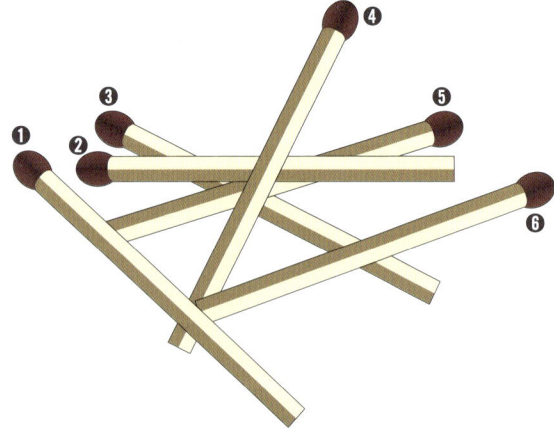

2. 제일 밑에서 두 번째인 성냥개비는 몇 번인가요?
(**5**) 번

 다음에는 1.5리터 주스 병이 3개 있습니다. 두 병에는 1.5리터가 담겨 있고, 나머지 한 병에는 주스가 1/3만 담겨 있습니다. 7명에게 똑같이 주스를 나눠줄 예정입니다.

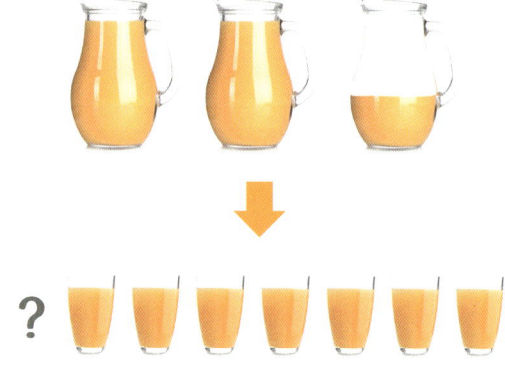

■ 일인당 몇 리터의 주스를 나눠줄 수 있나요?
(**0.5**) 리터

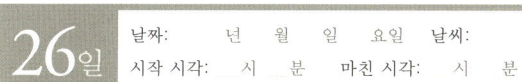

날짜: 년   월   일   요일   날씨:
시작 시각: 시   분   마친 시각: 시   분

다음은 일주일간의 일기예보입니다. 요일별 날씨를 기억해 두세요.

일	월	화	수	목	금	토

✻ 시간의 흐름에 따라 날씨가 어떻게 변하는지 추이를 살펴보세요. 예를 들어 "수요일부터는 날씨가 개는구나"라는 식으로 파악하면 더욱 쉽게 기억할 수 있답니다.

다음은 숫자와 색이 짝지어 있습니다. 숫자와 짝이 되는 색을 찾아 선으로 연결해 보세요.

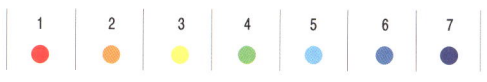

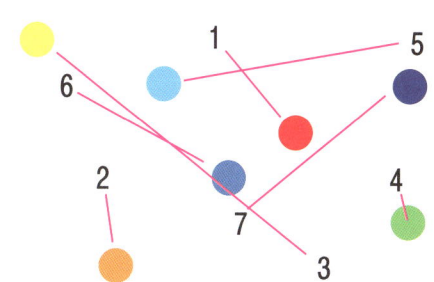

앞 장(98쪽)에서 암기한 일주일간의 일기예보를 떠올리며 다음 문제를 풀어 보세요.

1. 수요일의 날씨는 어땠나요? (2)

   ①   ②   ③   ④

2. 토요일의 날씨는 어땠나요? (3)

   ①   ②   ③   ④

3. 일요일의 날씨는 어땠나요? (4)

   ①   ②   ③   ④

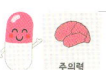

날짜: 년   월   일   요일   날씨:
시작 시각: 시   분   마친 시각: 시   분

다음 상자 속 숫자들을 잘 보고 아래의 질문에 해당하는 답에 ○ 표시해 보세요.

15	52	58	90	36	85	68
29	56	36	37	19	46	82
81	67	28	23	50	86	94
10	42	62	76	32	69	87
31	72	59	80	35	51	25
11	38	12	47	83	21	77
24	71	65	22	41	18	53
14	45	39	88	13	20	66

1. 18은 무슨 색깔일까요?   2. 12는 무슨 색깔일까요?

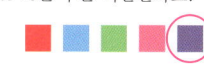   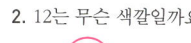

3. 35는 무슨 색깔일까요?   4. 65는 무슨 색깔일까요?

   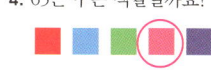

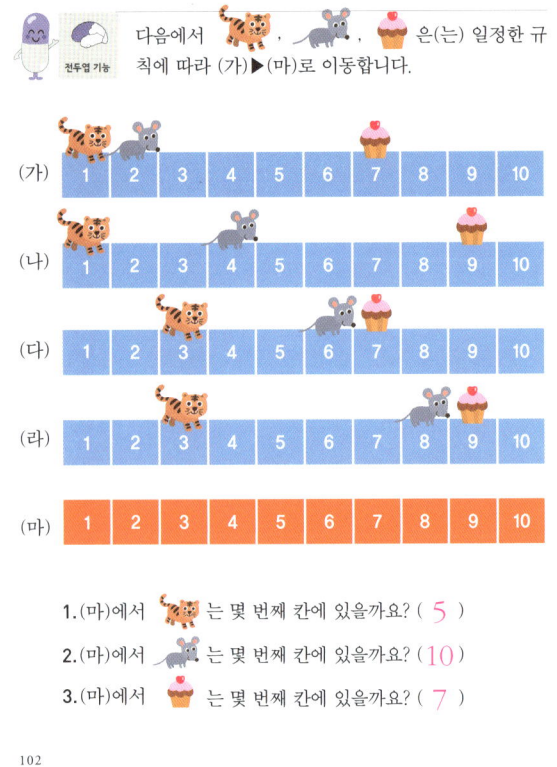

1. (마)에서 🐯 는 몇 번째 칸에 있을까요? (5)
2. (마)에서 🐭 는 몇 번째 칸에 있을까요? (10)
3. (마)에서 🧁 는 몇 번째 칸에 있을까요? (7)

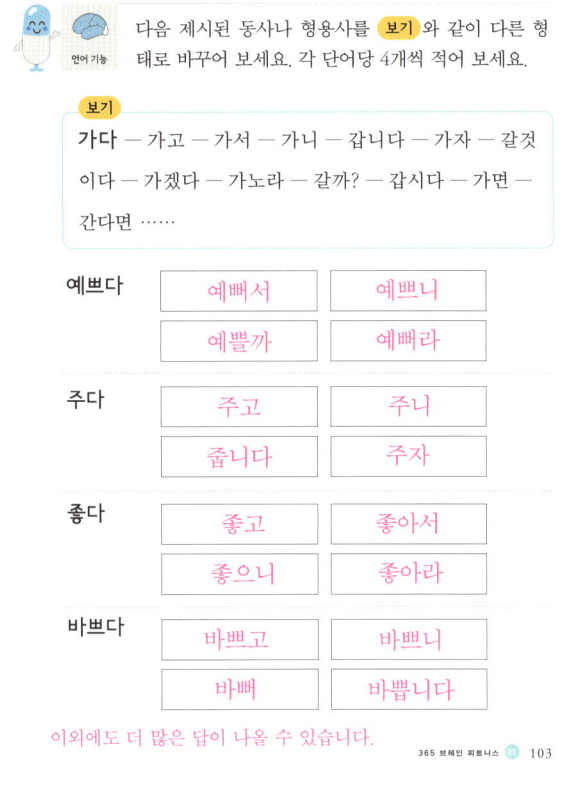

예쁘다	예뻐서	예쁘니
	예쁠까	예뻐라
주다	주고	주니
	줍니다	주자
좋다	좋고	좋아서
	좋으니	좋아라
바쁘다	바쁘고	바쁘니
	바빠	바쁩니다

이외에도 더 많은 답이 나올 수 있습니다.

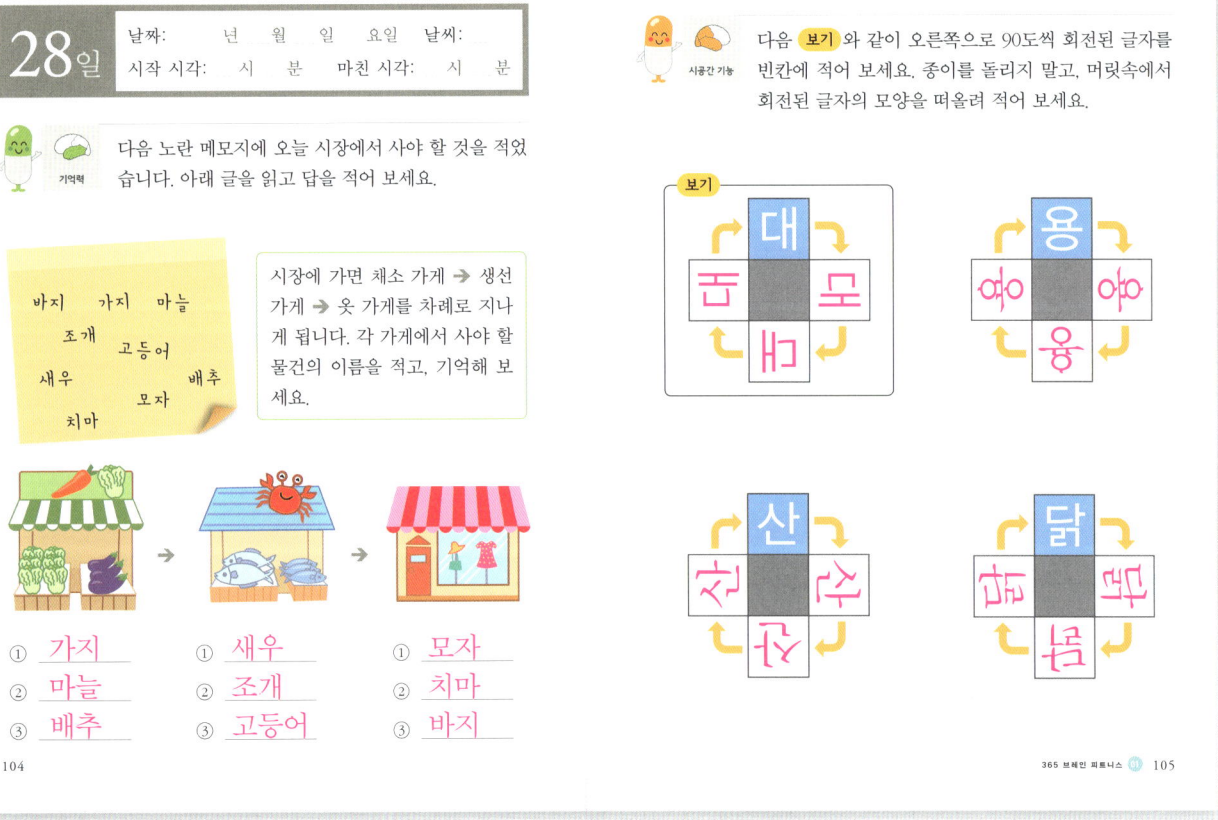

① 가지 ① 새우 ① 모자
② 마늘 ② 조개 ② 치마
③ 배추 ③ 고등어 ③ 바지

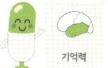 앞 장(104쪽)에서 어떤 가게에서 어떤 물건을 사야하는지 암기했습니다. 답을 적어 보세요.

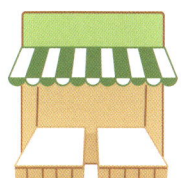 채소 가게
① 가지
② 마늘
③ 배추

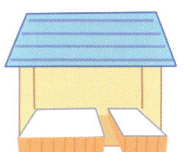 생선 가게
① 새우
② 고등어
③ 조개

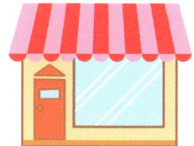 옷 가게
① 모자
② 치마
③ 바지

29일

날짜:　　년　월　일　요일　날씨:
시작 시각:　　시　분　마친 시각:　　시　분

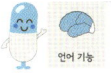 다음 표의 가로줄과 세로줄에 숨어 있는 꽃과 나무 이름을 보기 와 같이 표시해 보세요. 그리고 모두 몇 개인지 보기 를 제외한 개수도 적어 보세요.

(9)개

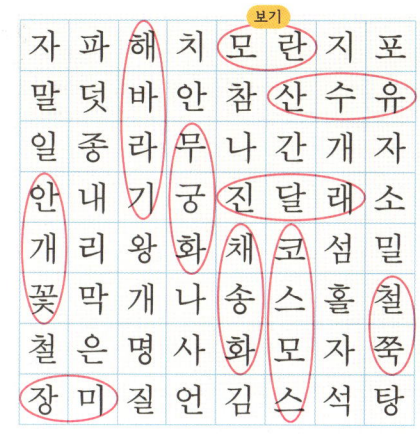

 ?에 들어갈 그림이 무엇인지 찾아 ○표시해 보세요.

1.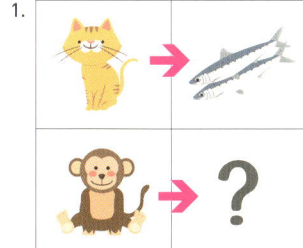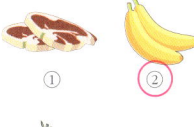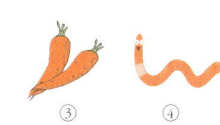

2.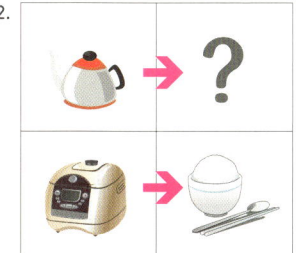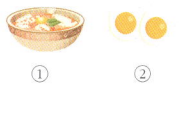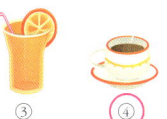

다음 4개의 그림 중에서 모양이 다른 그림 하나를 찾아 ○표시해 보세요.

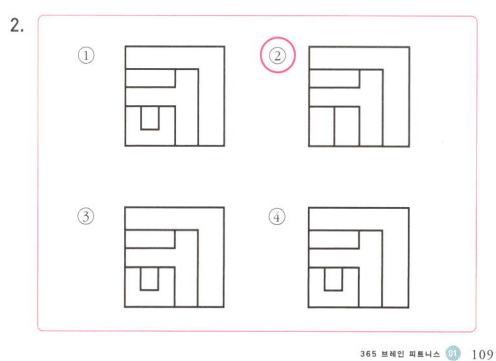

30일

날짜: 　　년　월　일　요일　날씨:
시작 시각:　시　분　마친 시각:　시　분

 다음 그림에는 동물들이 연주를 하고 있습니다. 각각의 동물들이 어떤 악기를 연주하고 있는지 잘 기억해 두세요.

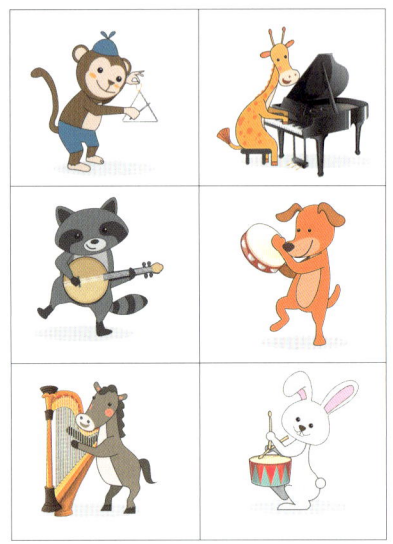

 다음에서 보기 처럼 비슷한 의미를 가진 2개의 단어를 찾아 ( ) 안에 적어 보세요.

즐겁다	여름	기쁘다
봄	곤란하다	아버지
언니	슬프다	난감하다
하계	쉽다	누이

보기 (곤란하다 / 난감하다)

1. (여름 / 하계)

2. (언니 / 누이)

3. (즐겁다 / 기쁘다)

앞 장(110쪽)에서 본 동물 그림을 떠올리며, 각각의 동물들이 무슨 악기를 연주했는지 보기 처럼 ○ 표시해 보세요.

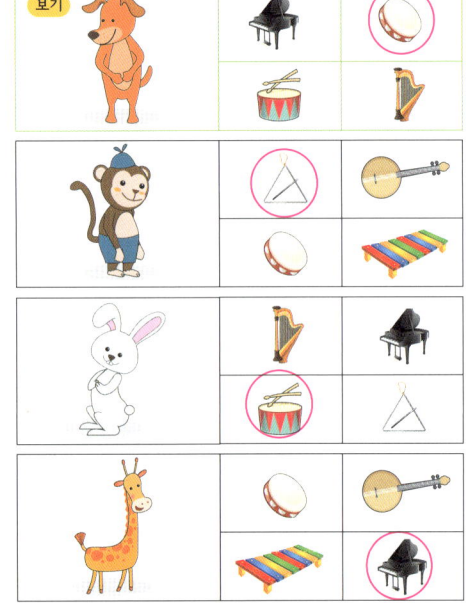

매일매일 뇌의 근력을 키우는 치매 예방 문제집
365 브레인 피트니스 ①

초판 1쇄 펴낸날 | 2018년 2월 28일
초판 2쇄 펴낸날 | 2019년 10월 30일
초판 3쇄 펴낸날 | 2022년 2월 11일
초판 4쇄 펴낸날 | 2024년 10월 31일
지은이 | 박흥석·안이서·이혜미
펴낸이 | 유은실
펴낸곳 | 허원미디어

주소 | 서울시 종로구 필운대로7길 19(옥인동)
대표전화 | (02) 766-9273
팩시밀리 | (02) 766-9272
홈페이지 | https://blog.naver.com/herwonmedia
출판등록 | 2005년 12월 2일 제300-2005-204호

ⓒ 박흥석·안이서·이혜미 2018

ISBN 978-89-92162-74-6 14510(세트)
     978-89-92162-75-3 14510

값 12,000원

이 도서의 국립중앙도서관 출판예정도서목록(CIP)은 서지정보유통지원시스템 홈페이지
(http://seoji.nl.go.kr)와 국가자료공동목록시스템(http://www.nl.go.kr/kolisnet)에서
이용하실 수 있습니다.(CIP제어번호: CIP2018001742)

* 잘못 만들어진 책은 구입하신 곳에서 교환해 드립니다.
* 이 책 내용의 일부 또는 전부를 재사용하려면 반드시 도서출판 허원미디어의 동의를 얻어야 하며 무단복제와 전재를 금합니다.